P. THOMAS HÄBERLE OSB

SAMMELN UND SICHTEN

Ein kritischer Rückblick nach einem
Vierteljahrhundert erfolgreichen Wirkens im
Dienst kranker, leidender Mitmenschen

Residenz Verlag

Bibliografische Information der Deutschen Bibliothek
Die Deutsche Bibliothek verzeichnet diese Publikation in der Deutschen
Nationalbibliografie; detaillierte bibliografische Daten sind im Internet
über http://dnb.d-nb.de abrufbar.

www.residenzverlag.at

14. Auflage 2018

© 2013 Residenz Verlag
im Niederösterreichischen Pressehaus
Druck- und Verlagsgesellschaft mbH
St. Pölten – Salzburg – Wien

Umschlaggestaltung: Anton Hauser
Gesamtherstellung: KARROH s.r.o., Brno

ISBN 978-3-7017-3017-9

P. THOMAS HÄBERLE OSB

SAMMELN UND SICHTEN

Inhaltsverzeichnis

Seite

I. VORWORT

Warum ich eine dritte Schrift verfasse? Seit ungefähr
25 Jahren befasse ich mich ernsthaft mit dem Pendeln
im Dienst der leidenden Mitmenschen. In diesen Jahren strengen Arbeitens und Suchens haben sich die Erfahrungen erweitert und vertieft. Zwar habe ich wesentliche Erkenntnisse in meinen zwei ersten Schriften
„Helfen und Heilen" und „Raten und Retten" nieder-
gelegt und im Laufe der Jahre manche Aussage ver-
bessert und ergänzt. Doch drängt sich eine neue Ge-
samtschau über die Erkenntnisse auf, und so entschloß
ich mich zu dieser dritten Schrift. Ich nenne sie „Sammeln und Sichten". „Sammeln", weil ich in diesen 25
Jahren viele Tausende von Untersuchungsergebnis-
sen zusammentragen konnte; „Sichten", weil ich die
Ergebnisse kritisch untersuchte und einordnete. Mir
ist dabei bewußt, daß es auch hier keine endgültigen
Aussagen geben wird. Ich weiß jedoch aus langjähri-
ger Erfahrung, daß ich einen richtigen Weg eingeschla-
gen habe. Andere mögen diesen Weg konsequent weitergehen, um noch besser und durchgreifender helfen
zu können. Ich möchte in einer möglichst umfassenden Zusammenschau über das zurückliegende Vierteljahrhundert gewissermaßen Rechenschaft ablegen. Es
gibt eine große Zahl von Gesundheitsschriften, deren
Rezepte meist durchgreifenden Erfolg verheißen, aber
kaum über Mißerfolge berichten. Das mag zum Teil
davon herrühren, daß man Fehlschläge nicht gerne zu-
gibt, zum Teil aber auch davon, daß noch die Jahre der
Erfahrung fehlen. Vielleicht wird oft auch zuwenig in
die Tiefe gegangen, und vor allem wird beim einzelnen

Patienten das subjektive Moment vielfach außer acht gelassen. So dienen mir die gemachten Erfahrungen und die jahrelangen Kontakte mit den Kranken dazu, immer vorsichtiger und genauer zu arbeiten, um umso wirksamer und dauerhafter helfen zu können.

Wenn es sich um eine Rechenschaft handelt und von Erfolgen die Rede ist, muß auch aufrichtig gesagt sein, woher letztlich diese Erfolge stammen. Wir wissen, daß es nichts Gutes gibt, außer es komme von Gott. Wir sind Werkzeuge in seiner Hand. – Wir wissen uns aber auch als eine Gemeinschaft auf der Grundlage gegenseitigen Nehmens und Gebens. Ich weiß, wie viele dankbare Mitmenschen mich täglich in ihr Gebet einschließen und gewissermaßen mein Wirken tragen. Sie sollen es aber auch wissen, daß sie und alle Ratsuchenden in mein tägliches Gebet eingeschlossen sind, daß ich für alles empfangene und erfahrene Gute dem dreieinigen Gott umso inniger danke und seine Güte preise.

So erkennen wir täglich mehr die Wahrheit des Wortes des allseits bekannten Dr. Richard Gutzwiller, das sich mir anläßlich seiner Exerzitien im Jahre 1938 für immer eingeprägt hat: „Grabt nur tiefer, und ihr kommt immer auf fremden Boden!" An dieser Stelle möchte ich auch allen von Herzen danken, die beim Entstehen dieser Schrift mitgeholfen haben.

II. MEINE TREUEN HELFER UND BEGLEITER

In diesem Kapitel möchte ich meine treuen Helfer und Begleiter vorstellen. Ich möchte mich aber nicht unnötig wiederholen und nicht nochmals zur Sprache bringen, was ich in „Helfen und Heilen" und „Raten und Retten" bereits ausführlich dargelegt habe. Es gehört jedoch zur Gründlichkeit der Arbeit, daß ich die Mittel, die ich hauptsächlich für die Heilung von Krankheiten verwende, einzeln anführe. Das sind vorwiegend Olivenöl, Kohlblatt, Meersalz, Stechpalme und Frauentee von Pfarrer Künzle, nicht zu vergessen das vertraute Pendel in meiner Hand.

Das Pendel

Man kann mit ihm auf verschiedenartige Weise arbeiten. Das Material kann Holz, Plastik oder Metall sein. Wie ich es anstelle, kann man in meiner ersten Schrift nachlesen. Mein beträchtlicher Erfolg bei der Handhabung des Pendels mag davon kommen, daß ich grundsätzlich jeden Ratsuchenden ganz „durchpendle". Ich könnte es mir natürlich auch leichter machen und den Patienten einfach fragen, wo er Schmerzen und Beschwerden habe, und mich dann auf die entsprechenden Organe konzentrieren. Ich würde damit Arbeit, Zeit und Mühe sparen und könnte eine größere Anzahl von Patienten berücksichtigen. Ich habe aber im Laufe der Jahre erfahren, daß dies doch nur halbe Arbeit bedeutet. Der Mensch ist ein Ganzes, und Freud und Leid erfassen den ganzen Menschen. So sind die einzelnen Organe nicht isoliert zu betrachten, sondern stehen in wechselseitiger Beziehung zueinander. Darum muß der Pendler bei der Auswertung seiner Ergebnisse den ganzen Menschen berücksichtigen.

Die Mühe des Durchpendelns der gesamten Person lohnt sich in doppelter Weise. Zum einen kommen keine Fehler durch Überspringen vor, zum anderen lernt man das Zusammenspiel der einzelnen Faktoren viel besser kennen. Einzig aus diesem Grund bin ich auf das Zentrum X gestoßen, über das in einem weiteren Kapitel genau berichtet wird. Aus einer Vielfalt von gleichen Fällen konnte ich auf sein Dasein schließen und die gemachte Erkenntnis in den Dienst von Diagnose und Heilung stellen. Darum halte ich mich an den Grundsatz: lieber weniger, das aber gründlich. Und hier auch ein Wort für all jene, die sich persönlich oder schriftlich an mich wenden: Vor allem verlange ich, daß mein Pendel ernst genommen wird. Ich sehe meine Aufgabe nicht darin, den Leuten mit meinem Arbeiten Unterhaltung zu bieten, sondern ihnen in ihren Nöten wirksame Hilfe zukommen zu lassen. Das setzt aber voraus, daß der Ratsuchende auch gewillt ist, das durchzuführen, was ich ihm rate. Es kann dies monatelanges und nicht selten beschwerliches Arbeiten und Kuren bedeuten.

Ich versuche bei meinen Tests nicht einfach beim Krankheitssymptom stehenzubleiben, sondern dringe immer auf die eigentliche Ursache einer Krankheit vor. Dies allein scheint mir ein verantwortungsbewußtes Arbeiten zu sein.

Darum zeigen sich Ratsuchende oft enttäuscht. Da heißt es: „Wüßten Sie ein Kräutlein für dieses und jenes Leiden?" Natürlich gibt es grundsätzlich für jede Krankheit in der Natur ein Kraut. Sowohl der gewiegte Apotheker als auch der erfahrene Naturheiler können es dann hin und wieder wunderbar treffen, besonders dann, wenn sich ein Leiden im Anfangszustand befindet. Bei chronischen Krankheiten aber braucht es eine ausgedehnte Behandlung.

Da hat jemand zum Beispiel ein Blasenleiden: „Was für ein Medikament könnten Sie mir dagegen empfehlen?" Ich muß dem Fragenden dann sagen, daß solche Leiden ganz verschiedene Ursachen haben können. Es kann sich um eine einfache Erkältung handeln. Es könnten sich Nieren-, Blasengrieß oder Steine gebildet haben. Es kann eine Störung im Zuckerhaushalt mitspielen. Bei Männern kann die Prostata die Ursache sein, bei Frauen eine Gebärmuttersenkung. Oder es kann ein Virennest im Unterleib an der Störung schuld sein. Es könnte auch ein gutartiger oder bösartiger Tumor auf die Blase Druck ausüben. Aus dieser Erkenntnis heraus sollte klar sein, daß zunächst die Ursache bekannt werden muß, erst dann kann die Gesamtbehandlung einsetzen. Der Kranke muß sich auch bewußt sein: Es braucht mein ernsthaftes Mitwirken, oder wie ich es jeweils ausdrücke: „Der Kranke heilt sich selber." Das mußte ich meinen Ausführungen notwendigerweise vorausschicken.

Das Olivenöl

Wie ich auf seine Heilwirkung gekommen bin, kann man in „Helfen und Heilen" nachlesen. Ahnte wohl

Papst Leo XIII., wieviel Hilfe sein scheinbar achtlos hingeworfenes Wort vom Olivenöl und Salz unzähligen Leidenden gebracht hat? Zufall? Es gibt keinen Zufall, alles ist von der einen höheren Hand gelenkt.

Sicher ist das Olivenöl eine sehr wirksame Hilfe. Es könnten natürlich auch andere Öle gute Dienste leisten, aber ein besseres und zuverlässigeres als das Olivenöl habe ich bis heute nicht gefunden. Es ist wirklich eine wunderbare Gabe Gottes. Wo es nicht beschafft werden kann, dürfen freilich auch andere Öle verwendet werden. In Ermangelung von Olivenöl machte ich einmal mit Erfolg den Öltest auch mit Arachide-Öl (Spanisch-nüssli-Öl).

Mit dem Olivenöl habe ich vor allem bei Kopf- und Knochenleiden Erfolg. Das Olivenöl durchdringt den härtesten Knochen und kann darum Heilung bringen. Auch erzeugt es beim Einmassieren Wärme und führt damit eine Fülle von Blut an die kranken Stellen. Es wirkt außerdem entzündungshemmend, dringt tief ein und bleibt lange wirksam.

Nun können hin und wieder Olivenöl und andere pflanzliche Öle eine unangenehme Nebenwirkung zeitigen. Es kann sich nach Tagen der Behandlung ein sehr lästiges und unangenehmes Hautjucken einstellen. Bei einer allzu heftigen Reaktion kann man dadurch Abhilfe schaffen, daß man einige Tage mit den Einreibungen aussetzt. – Wo aber die Ölmassagen überhaupt nicht vertragen werden, ist es ratsam, am Morgen nach der Entfernung des Kohlblattes die Haut erst zu waschen und dann mit einer weichen, trockenen Bürste zu bürsten. Man könnte die Einreibungen allenfalls versuchsweise statt mit pflanzlichem, mit tierischem Fett durchführen.

Das Salz

Es ist jenes Salz, das bei uns als Kochsalz oder als Meersalz erhältlich ist. Man kann beide Arten von Salz verwenden; der Ursprung des Salzes ist ja grundsätzlich der gleiche, nur ist unser Kochsalz mit zahnkaries- und kropfverhütenden Elementen angereichert. Das Salz wird entweder fein zerrieben oder in Wasser gelöst verwendet. Ins Olivenöl verrieben, verstärkt es beim Einmassieren die Hitze und damit die Blutzufuhr und verhilft bei rheumatischen Leiden zu einer rascheren und gründlichen Heilung; in Wasser gelöst hat es entzündungshemmende und belebende Wirkung. Sr. Theobalda von Ilanz sagte mir einmal: „Ihr Salzrezept ist richtig; wenn mein Chefarzt, der alte Dr. Cathomas, eine Darmoperation vornahm und der Darm abgestorben schien, ließ er den entsprechenden Darmteil mit einer Salzwasserlösung bestreichen. Färbte sich der Darm violett, war noch Leben in ihm und eine Operation erfolgverheißend."
Für die Augenbäder mit Salzwasser, die soviel Erfolg brachten, leitete mich folgende Überlegung: Unser alter Abt Beda Hophan hatte sehr schlechte Augen. Dr. med. Viktor Hämmerle in Chur machte Abt Beda immer halbjährlich 14 Tage lang Einspritzungen mit einer Kochsalzlösung in die Augen und konnte so die gefürchtete Erblindung verhüten. Warum, so überlegte ich, könnten dann Augenbäder mit Kochsalzzugabe schaden? Die Augenbäder müßten sich auch günstig auf Gesichts- und Kopfnerven auswirken. Ich wurde in meiner Erwartung nicht enttäuscht. Nicht vergessen möchte ich den Hinweis, bei Fieber kalte Salzwas-

serwickel für Füße und Waden zu machen. Das hilft gerade bei Kindern viel besser als die gebräuchlichen, fiebersenkenden Zäpfchen und hat keine Nebenwirkungen. Diese Wadenwickel haben außerdem den Vorteil, daß sie Erwachsene ohne Mithilfe machen können. Bei Nagelpilz empfehle ich täglich kräftige, warme Salzwasserbäder. Gegen Fußpilz helfen das Einschmieren mit Olivenöl und das nachfolgende Einreiben mit Salz. Eine Studentin aus Österreich bangte um die Fortsetzung ihrer Studien. Sie sah zusehends schlechter, und der Augenarzt diagnostizierte durchlöcherte Netzhaut. Sollte die gewagte Operation durchgeführt werden? Ich riet neben der Behandlung von Kleinhirn und Hirnanhangdrüse mit Kohlblatt und Olivenöl zu Augenbädern. Mit der Operation sollte sie vorderhand zuwarten. – Nach 3 Monaten kam die Studentin überglücklich in mein Sprechzimmer. Die Netzhaut hatte sich vollständig regeneriert, und die Operation erübrigte sich; das Studium konnte fortgesetzt werden. Ich bestand aber auf Weiterführung der täglichen Augenbäder.

Was die Gesichtsbäder betrifft: Kleinkinder und schwer von Asthma Geplagte können sie natürlich nicht vornehmen. Ihnen kann man mehrmals am Tag mit leichtem Salzwasser Gesicht und Augen waschen.

Bei starker Beanspruchung der Augen empfiehlt es sich, die Augen mehrmals von außen nach innen mit Salzwasser zu bestreichen. Aber auch sonst kann das Salzwasser recht gute Hilfe leisten. Mehrmals habe ich beim Fehlen von Kohlblatt Leuten, die nicht einschlafen konnten, den Rat gegeben: „Legt ein feuchtes, kaltes Salzwassertüchlein auf den Nacken!" Und siehe da: Der ersehnte Schlaf stellte sich nun ein! Einer Dame, die – allzu besorgt – immer wieder wissen wollte: „Wie befestigt man Salzwassertüchlein und Kohlblatt auf dem Nacken?", schrieb ich zurück: „Nehmen Sie dazu ein möglichst großes Taschentuch und binden Sie es um! Die Farbe des Taschentuches ist gleichgültig!"

Das Kohlblatt

Auch bei ihm war es scheinbar ein Zufall, der es mir in die Hände spielte. Ein verstorbener Mitbruder, Pater Burkhardt Kaufmann, ein genialer Kopf und raffinierter Pendler, der mich in die Geheimnisse des Pendelns einführte, reichte mir einmal Camille Droz' „Die wunderbaren Heilwirkungen des Kohlblattes" und sagte: „Kannst es haben, vielleicht kannst etwas anfangen damit." Auch er ahnte nicht, daß ich damit zum eigentlichen „Kabisdoktor" wurde.
Ständig bekomme ich unaufgefordert Zuschriften, oder es bezeugen mir Besucher, wie die Anwendungen von Kohlblatt und Olivenöl wunderbar geholfen hätten. Also: Was Camille Droz schreibt, ist Wirklichkeit. Sein Andenken verdient es, hoch in Ehren gehalten zu werden.

Tees

Man hat mich schon einen zweiten Pfarrer Künzle genannt, aber zu Unrecht. Mit Pfarrer Künzle habe ich nur den Glauben an die Heilkraft der Kräuter gemeinsam.

Ich beschäftige mich nämlich nicht mit der Herstellung von Tees. Vor allem fehlt mir dazu die Zeit, außerdem gibt es im deutschen Sprachgebiet ausgezeichnete Teemischungen im Überfluß. Eine einzige Teemischung habe ich anhand von Experimenten gefunden, den Stechpalmen-Brennesseltee: 6 Teile Brennesseltee, 1 Teil Stechpalmentee (separat bereitet und dann gemischt), tagsüber schluckweise getrunken, hilft gegen Gallen-, Nieren-, Blasensteine und -grieß mit nachweislich gutem Erfolg bei Kindern und Erwachsenen – oft zum Erstaunen der Ärzte. Ich mache sonst nicht Reklame für Teesorten und lasse mich für eine Werbung auch nicht einspannen, aber einen Tee möchte ich vorbehaltlos empfehlen. Das ist Pfarrer Künzles Frauentee Nr. 1. Er heißt zu Unrecht Frauentee, wenn er auch vor allem für Frauenbeschwerden gedacht ist – er hilft Mann und Frau bei hormonalen und nervösen Störungen.

III. DAS ZENTRUM X

Bevor ich mich nun konkreten Krankheitsfällen zuwende und von deren Diagnose und Heilbehandlung spreche, muß ich eine wichtige Entdeckung erwähnen, die in den letzten Jahren für mich eine überragende Rolle spielte. Es handelt sich um ein Nervenzentrum im unteren Rücken. Der Einfachheit halber nenne ich es „Zentrum X". Einiges darüber habe ich schon in „Raten und Retten" gesagt. Es

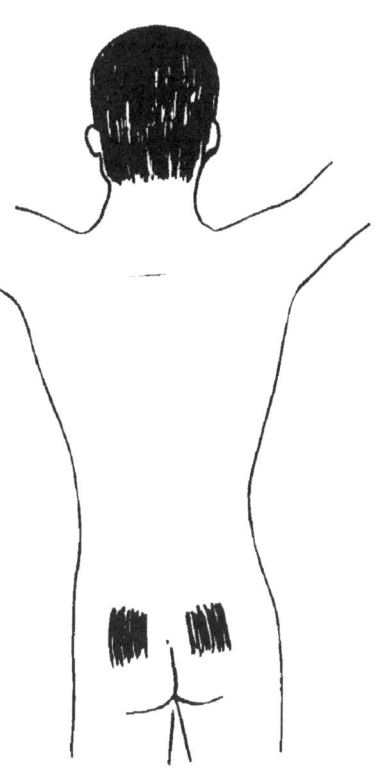

sind, soviel ich bis heute weiß, zwei übereinanderliegende Nervenzentren in Kreuzbeinwirbelhöhe 4/5, bei Erwachsenen 10 cm rechts und links von der Wirbelsäule, das eine 6 cm, das andere 10 cm tief liegend. Es scheinen Akupunkturmeridiane zu sein. Als einfacher Praktiker hatte ich wenig Lust und Zeit, mich mit dem Wesen dieser so wichtigen Zentren zu befassen.

Ich fragte mehrmals Ärzte, sie hatten dafür aber nur ein Achselzucken übrig. Akupunkteure dagegen wüßten darüber ein gewichtiges Wort zu sagen.

Ich stieß auf diese entscheidend wichtigen Zentren bei meinen umfassenden Pendeluntersuchungen. Wenn ich fragte: „Wo befindet sich der Ort, der die Störung verursacht?", gab das Pendel öfters diese Stelle an. Heute weiß ich für viele unerklärliche Erkrankungen, die die Ärzte entweder als Allergien oder als Einbildung abtaten, die Erklärung und den Ansatz zur Heilung. Mein genaues und ausführliches Arbeiten hat sich also gelohnt.

Ich werde im Verlauf meiner Darlegungen immer wieder auf dieses geheimnisvolle Zentrum X zurückkommen.

Die Behandlung dieses Zentrums ist verhältnismäßig einfach. Das ganze Kreuz wird 3 bis 4 Monate lang kräftig mit Olivenöl einmassiert, vor allem das Zentrum X, aber auch vorne die Leisten, hinunter bis zur Blase. Nur ist zu sagen, daß in den ersten Wochen fast unerträgliche Kreuzschmerzen auftreten können. Da heißt es durchhalten, und der Erfolg bleibt nicht aus.

IV. MEIN TAG ALS PENDLER

Wir könnten nun in einer Art wissenschaftlicher Abhandlung den Menschen vom Kopf bis zu den Füßen durchgehen, doch eine trockene Darlegung liegt mir nicht.

Machen wir es so: Ich beschreibe meinen Tagesablauf, und anschließend wird dann gesagt, was zu sagen ist, im engeren und weiteren Zusammenhang.

Bis zur Amtsübergabe an meinen Mitbruder aus dem Kloster Disentis hielt ich im Sommer und im Winter um halb fünf Uhr Tagwache. Um halb sechs Uhr feierte ich mit den Klosterfrauen die heilige Messe. Nach dem Frühstück, dem Besuch der Eucharistiefeier für das Volk und dem Unterricht für die jungen Schwestern begannen die Audienzen. Ich nehme auch heute noch keine unangemeldeten Patienten an und lasse es nicht zu, daß eine angemeldete Person mich auch wegen weiterer Kranker befragt. Für eine Untersuchung rechne ich normalerweise eine Viertelstunde, denn ich muß mit der Zeit haushalten. Auch bin ich kein Psychiater, der stundenlang einem Patienten zuhören kann. Draußen warten weitere Leute, auf die ich Rücksicht nehmen muß. Hier befolge ich den Leitsatz: Das Allgemeinwohl geht dem Einzelwohl voraus.

Es tritt die erste ratsuchende Person ein. Sie nimmt Platz, und ich notiere ihre Personalien. Vor dem Pendeln rufe ich kurz Maria, das Heil der Kranken, den Schutzengel, die Seelen der Ärzte und den Namenspatron des Patienten an. Freilich kann ich manchmal über die modernen Namen, die ich zu hören bekomme, nur den Kopf schütteln. Dann beginnt die Untersuchung.

Ich frage nach den Beschwerden. Natürlich könnte ich auch ohne vorherige Befragung einen Test erstellen, doch hat sich ein solches Vorgehen nicht bewährt. Der Pendler ist Mensch und kann sich irren. Überdies ist er nicht immer gleich gestimmt, und manchmal arbeitet das Pendel auch nicht genau. So gäbe es eine ungenügende oder eine falsche Diagnose, während schon ein kurzes Gespräch weitgehend Klarheit schafft.

Kopfweh und Schwindel

Es tritt eine Frau mittleren Alters ein. „Ich leide seit vielen Jahren an Kopfweh und Schwindel, und kein Arzt konnte mir dauernd helfen. Zähnereißen und eine Stirnhöhlenoperation halfen nichts." Ich sage der vor mir sitzenden Frau, was ich öfters sagen muß: „Sie haben von einem Sturz oder einem Schlag auf den Kopf ein ziemlich großes, weithin streuendes Blutgerinnsel im Kopf. Sie bringen es weg, indem sie ungefähr 3 Monate lang jeden Abend den ganzen Kopf, mit Ausnahme der Mundpartien, gründlich mit Olivenöl einreiben, nachts auf den Nacken Kohlblatt auflegen und 2 bis 3 Tassen Frauentee trinken." Die Frau erschrickt zuerst. Sie habe langes, kräftiges Haar! Da erzähle ich ihr: „Eine Dame aus Deutschland hat mich letzthin besucht und gesagt: ‚Ich schnitt die Haare kurz und trug während der 4 Monate eine Perücke. Heute bin ich ein glücklicher Mensch, frei von Kopfweh und Schwindel.'" Meine Patientin verspricht, diese Kur nun zu machen.

Ein junges Ehepaar stellt sich mit seinem einjährigen, gesunden Söhnlein vor. Die Frau sagt: „Herr Pater, Sie hatten damals vor zwei Jahren recht. Fünf Jahre waren wir schon verheiratet und hätten fürs Leben gern Kinder gehabt. Eingriffe der Ärzte brachten keinen Erfolg. Da stellten Sie bei mir einen Bluterguß im Kopf fest, der die Hirnanhangdrüse blockierte und keinen Eisprung zustande kommen ließ. Wir taten, was Sie uns rieten, und führten die Kopfbehandlung mit Olivenöl, Kohlblatt und Frauentee durch. Der Erfolg blieb nicht aus. Schauen Sie – da unser herziges Büblein!"

Eine Akademikerin kommt mit mir ins Gespräch: „Ich litt jahrelang an heftiger Migräne. Alle Pillen und Spritzen halfen nichts. Da ging ich zu einem bekannten Akupunkteur und ließ mich behandeln. Die Migräne ist bis auf den heutigen Tag verschwunden, geblieben aber ist der Schwindel, wenn ich aufwärts blicke." Ich stelle Überdruck im Kleinhirn fest und rate, mehrere Wochen lang nachts Kohlblatt auf den Nacken zu legen, am Morgen eine Massage des Nackens mit Olivenöl zu machen und Frauentee zu trinken. Das Schwindelgefühl verlor sich nach einigen Wochen.

Des öfteren kommt es vor, daß Patienten nach meiner Kur mehrere Monate lang vor Kopfweh und Schwindel Ruhe hatten. Doch auf einmal habe ich wieder einen enttäuschten Menschen vor mir, der mir sagt: „Ich war so glücklich, das Kopfweh war weg, aber jetzt ist das Übel zurückgekehrt." Wo fehlt's? Der Bluterguß hat sich aufgelöst, aber es hat sich wieder Gehirnwasser gebildet. Also ist noch mehrere Wochen lang nachts Kohlblatt auf den Nacken zu legen und der Nacken am Morgen mit Olivenöl einzumassieren. – Ich kenne Fälle, in denen diese Prozedur jedes halbe Jahr erneut vorgenommen werden muß. Nicht selten kommen Eltern mit Kindern, denen man für den Abfluß des überschüssigen Gehirnwassers ein Röhrlein einsetzte. Das wäre bei Auflegen von Kohlblatt und Einmassieren von Olivenöl nicht nötig gewesen. Das Kohlblatt hätte das Wasser herausgezogen. In zahlreichen Fällen half zur Beseitigung des Gehirnwassers diese einfache und risikolose Kur.

Zerebrallähmungen

Blutergüsse im Kopf können schwerwiegende Folgen haben, das erkennt man einwandfrei bei Zerebralgelähmten.

In zahlreichen Fällen stellte ich als Ursache dieses trostlosen Leidens einen Sturz oder Schlag auf den Kopf fest. Typisch ist der Fall von den zerebralgelähmten Zwillingsbrüdern. Man sandte mir ein Foto von ihnen – ein erbarmungswürdiger Anblick, die beiden Kinder in ihren Wägelchen –, und ich stellte bei beiden einen Bluterguß im Kopf fest, herrührend von einem Sturz. Ich riet zur Kopfbehandlung mit Olivenöl und Kohlblatt. Nach einem halben Jahr erhielt ich Besuch von Bekannten der Eltern der beiden Büblein. Da erfuhr ich, daß die Eltern der Sache nachgegangen sind und folgendes herausbrachten: Ein Schulmädchen führte die beiden Büblein mit einem Wägelchen spazieren. Es übersah einen offenen Schacht, der Wagen kippte um, und die Büblein fielen auf das harte Pflaster. Das Mädchen brachte den Kinderwagen wieder in Ordnung, hob die Kleinen hinein und fuhr mit ihnen nach Hause, sagte aber aus Angst den Eltern nichts. So war die Ursache der Lähmung der beiden Knaben klar. – Leider bekam ich keinen weiteren Bericht, und so kann ich auch nicht sagen, wieweit die angeratene Kur Erfolg brachte. Ich machte mir dabei freilich nicht allzu große Hoffnungen, denn seit dem Unfall war bereits eine erhebliche Zeit verstrichen.

Spastische Lähmung

Auch hier wurde ich schon um Rat gefragt. Eine Mutter, die ihr spastisch gelähmtes Kind mit Olivenöl und Kohlblatt behandelte – auch hier trug ein Bluterguß im Kopf die Schuld an der Lähmung –, berichtete mir glücklich: „Nun lächelt mir meine Tochter zu und beginnt zu lallen." Warum nimmt man in diesen hoffnungslosen Fällen nicht Zuflucht zur Behandlung mit Olivenöl und Kohlblatt? Ich gebe zu, daß die 3 bis 4 Monate der Behandlung viel Mühe mit sich bringen. Ich kann auch nicht voraussagen, wieweit eine Heilung möglich ist, weiß aber, daß eine wesentliche Besserung des Allgemeinzustandes erreicht werden kann.

Ich bin oft entsetzt, wie schon Kinder in Fällen von Epilepsie und zerebralen Lähmungen buchstäblich mit Chemikalien gefüttert werden. Nach der Behandlung mit Kohlblatt und Olivenöl gelangten schon des öfteren Kinder zum Hören und Sprechen. Man scheue also die absolut ungefährliche Behandlung mit Kohlblatt und Olivenöl nicht. Die aufgewendete Mühe lohnt sich hundertfach.

Zusammenfassend möchte ich sagen: Die Kopfbehandlung mit Olivenöl und Kohlblatt hat schon viele schwere Spannungen gelöst und verhängnisvolle Störungen beseitigt. Es wäre von Fall zu Fall zu prüfen, ob und inwieweit Blutergüsse im Kopf eine psychiatrische Behandlung nötig machen oder ob mit Olivenöl und Kohlblatt eine bleibende Besserung erzielt werden könnte. Auf jeden Fall kann ich Dutzende von Fällen anführen, in denen diese Kur glänzend und durchschlagend geholfen hat, aber die Behandlung erfordert eben viel Zeit und Geduld.

Die Kopfbehandlung kann bei Schulkindern, deren Leistungen zurückbleiben, besondere Erfolge bringen. Ein solcher Fall war der des 12jährigen Andreas. Der Bub hatte in der Schule schlechte Leistungen und litt unter mangelnder Konzentration. Der Vater machte sich deswegen bereits schwere Sorgen. Bei einer Konsultation stellte ich bei Andreas einen schweren Bluterguß im Kopf fest. Die dreimonatige Behandlung mit Kohlblatt und Olivenöl wurde ein voller Erfolg. Zum Staunen des Lehrers und zur Freude der Eltern erzielte nun Andreas bessere Leistungen als seine Kameraden. So kann also bei Kopfstörungen, bei denen keine Verletzung der Gehirnpartien vorliegt, normalerweise auf einen Bluterguß im Kopf oder auf eine Störung im Kleinhirn oder in der Hirnanhangdrüse geschlossen werden. Die Behandlung des Kopfes mit Kohlblatt und Olivenöl hat schon in vielen Fällen Drehschwindel, Epilepsie und schwere Trigeminusneuralgie beseitigt. – Viel schwerer ist es beim Vorhandensein von Kopftumoren. Hier ist meist eine Operation nötig, doch haben in einigen Fällen auch schon Olivenöl und Kohlblatt geholfen.

Einzig zerebralen Ursprungs?

In neuester Zeit bin ich mehrmals mit Gelähmten und Epileptikern, Kindern und Erwachsenen, konfrontiert worden, für deren Lähmungen von den Ärzten epileptische Störungen im Bereich von Groß- und Kleinhirn verantwortlich gemacht wurden. Darum wurden auch Medikamente und Therapien auf diesen Bereich eingestellt. In letzter Zeit habe ich aber in mehreren Fällen als Hauptursache der Lähmungen und Anfälle nicht eine Störung im Gehirn, sondern ein Versagen im Zentrum X erkannt.

Der erste Fall betraf die dreijährige Barbara. Das Kind konnte weder gehen noch stehen, und selbst das Sitzen machte ihm sichtlich Mühe. Nach Ansicht der Ärzte mußten sich die Eltern damit abfinden, daß ihre Tochter zeitlebens gelähmt bleiben würde.

Ich testete Barbara eingehend. Es fand sich wohl eine gewisse Störung im Kleinhirn, die aber nicht eigentlich von Belang war. Insoweit hatten hier die Ärzte richtig gesehen, aber der eigentliche Störungsherd und die Ursache der Lähmung lagen im Zentrum X.

Die Mutter behandelte nun Barbara zugleich am Kleinhirn und Zentrum X. Bereits nach Wochen zeigte das Mädchen sichtbare Fortschritte, und wir hoffen, daß Barbara im Lauf von Jahren von den Lähmungen frei sein wird. Der zweite Fall betraf den vierjährigen Christian. Das Kind litt an Anfällen, aber was löste diese Anfälle aus? Die Schulmedizin suchte den Herd in den Kopfpartien und verordnete entsprechende Medikamente – aber ohne dauernden Erfolg. – Ich stellte eine Störung im Zentrum X sowie Urin- und Blutzucker fest. Die Behandlung von Zentrum X und Zuckerdiät brachten Christian Heilung. Ich machte aber seine Eltern darauf aufmerksam, daß das Zentrum X immer ein kritischer Punkt sein werde.

Ähnlich verhielt sich die Sache mit dem fünfjährigen Dominik. Auch bei ihm wiederholten sich schubweise heftige Anfälle. Wohl wies das Kleinhirn des Kindes Störungen auf, aber wie in den beiden vorgenannten Fällen befand sich der eigentliche Störungsherd im Zentrum X, wozu sich noch in den beiden Bauchhälften Virennester gesellten. Die Ursache des Leidens war nun klar, ebenso was dagegen unternommen werden mußte. Auch bei Erwachsenen habe ich ähnliches festgestellt.

Fritz ist 31 Jahre alt. Er leidet seit mehreren Jahren unter starken epileptischen Anfällen. Fritz soll gehirngeschädigt sein und wird dementsprechend behandelt. Mein Pendel aber weist auf eine Störung im Unterleib hin. Zunächst einmal krankt das Zentrum X. Darum arbeitet auch die Bauchspeicheldrüse nicht richtig, sodaß der Zuckerhaushalt außer Kontrolle geraten ist. Dazu gesellt sich in der linken Bauchseite ein Virennest. Die Störung im Kleinhirn ist verhältnismäßig leicht zu beheben, Zentrum X aber bedarf einer langwierigen Kur, und Fritz wird zeit seines Lebens auf der Hut sein müssen.

Ein ähnlich gelagerter Fall, aber in einem anderen Zusammenhang, wird später zur Sprache kommen (siehe S. 67).

Monika, 26 Jahre, ledig, wird seit Jahren auf Epilepsie behandelt. Jetzt liegt sie seit 14 Tagen im Spital im Koma. Die Ärzte sind ratlos. Von Verwandten der Kranken werde ich um einen Test gebeten. Ich stelle nicht im Kopf, sondern im Zentrum X eine schwere Störung fest, die sich verhängnisvoll auf die Bauchspeicheldrüse auswirkt und Zuckermangel zur Folge hat. Ob es die Ärzte glauben werden?

Noch schlimmer sieht es bei Erich, einem jungen Familienvater, aus. Auch er liegt seit Tagen im Koma. Die Ärzte vermuten Epilepsie. Freilich sind Kleinhirn und Hirnanhangdrüse entzündet. Aber neben Virenbefall in der linken Schulter und in der linken Brustseite und Brustwasser liegt der Herd im Zentrum X, und wie bei Monika tritt als Folge Blutzuckermangel, hervorgehend aus der schwer überhitzten Bauchspeicheldrüse, auf. Nennen wir noch den Fall von Alois, einem 54jährigen Landwirt. Auch er ist von der Schulmedizin – entsprechend der Symptombehandlung – als Epileptiker eingestuft worden, denn er leidet seit Jahren an Anfällen. Als ich den Test vornehme, ist der Kopf, auch nach Abstrahierung der Medikamente, in Ordnung. Wiederum liegt die Ursache im Zentrum X, mit den bekannten Auswirkungen auf die Bauchspeicheldrüse und hier als Folge Zuckermangel. – Ich hoffe, mit diesen Hinweisen einen wichtigen Fingerzeig für die Behandlung gewisser epileptischer Erkrankungen gegeben zu haben.

Ähnliches kann sich aber auch bei einem Zuviel an Zucker ergeben. Ich möchte vier Testfälle nennen, wo die Ärzte auf eine Gehirnstörung tippten. Dabei zeigten sich aber in allen Fällen Symptome von überschüssigem Zucker.

Ein Mann in den sechziger Jahren hat schwere Fieberschübe und rasende Kopfschmerzen. Der Patient wird auf Gehirnschaden behandelt, aber erfolglos. In Wirklichkeit hat er eine Zyste in der Höhe der Steißbeinwirbel, eingebettet zwischen Wirbelsäule und Dickdarm. Die Störung hat auch auf das Zentrum X übergegriffen. Hilfe bringen Kohlblattauflagen auf das Kreuz und Olivenölmassagen von Kreuz und Leisten, Brusttee, Frauentee, Zuckerdiät.

Ähnlich liegt der Fall bei einem 32jährigen Familienvater. Er bekommt schwere Anfälle epileptischer Art, schreit nachts auf und kann nicht schlafen. Er wird auf Epilepsie behandelt, wieder ohne Erfolg. Ich stelle ähnliche Störungen fest wie im vorhergehenden Fall: als erstes kommt nun die Behandlung gegen die Unterleibszyste und gegen Zucker. Ich kann gute Hoffnung machen.

Ein junger, stark gebauter Mechaniker bricht plötzlich bewußtlos zusammen und wird als Notfall ins Spital eingeliefert. Man testet auf Epilepsie, erhält bei der Untersuchung aber keine greifbaren Resultate. Schließlich heißt es: Folge von Streß. Entlassung aus dem Spital und Bettruhe. – Ich frage den jungen Mann, der mir schon aus seiner Kindheit bekannt ist. Er weist alle Symptome einer Zuckerstörung auf: Starker Urindrang, heftiger Durst, bleierne Müdigkeit. Was getan werden muß ist nun klar: Behandlung der Zyste im unteren Rücken und des Zentrums X und vorläufige Zuckerdiät.

Noch ein ähnlich gelagerter Fall verdient Erwähnung und kann zu einem wichtigen Hinweis führen. Es handelt sich um ein einjähriges Kind: Es hat Fieber, beginnt zu zucken und hat Krämpfe. Auch hier ist es wieder eine Zyste im Unterleib, die auf das Zentrum X übergegriffen hat, und daraus hervorgehend eine Zukkerstörung. Wenn die Mutter meine Anweisungen befolgt, kann dem Kind bleibend geholfen werden.

Ich möchte nun nicht den Eindruck erwecken, ich könne Diabetes heilen und es brauche keinen Arzt. Im Gegenteil: Wo der Arzt eindeutig Diabetes feststellt, ist er der entscheidende Mann. Die Fälle, wo ich helfen konnte, betreffen Erkrankungen, wo die Schulmedizin die Zuckerstörung nicht zu erkennen imstande war. Und in solchen Fällen halte ich mich für berechtigt, ratend beizustehen.

„Ich sehe immer schlechter"

Dies ist die Klage nicht nur betagter Leute. Auch schon Vertreter der jüngeren Generation leiden nicht selten unter Sehstörungen. Wo kann's fehlen? Meist stellt der Arzt Überdruck im Glaskörper der Augen fest. Es wird dann zu einer Operation geraten. Ist sie wirklich immer nötig? Ich teste in solchen Fällen zuerst den Kopf. Stelle ich einen Bluterguß im Großhirn fest, dann drückt das eingekrustete Blut auf das Sehzentrum im Gehirn und muß daher beseitigt werden. Wiederum habe ich dafür ein Beispiel: Von einer anderen Frau geführt, tritt die annähernd 70jährige Frau Adele in mein Zimmer. Etwas ungeduldig wegen ihres langsamen Gehens sage ich: „Vorwärts einmal!" Die Frau entschuldigt sich: „Seien Sie nicht böse, ich sehe fast nichts." Jetzt ist die Entschuldigung an mir. Ich lasse die Frau setzen und pendle. Die Diagnose lautet: Bluterguß im Kopf, in den Augen Störung des gelben Flecks und starker

Überdruck in beiden Augen. Was tun? Ich empfehle die Kopfbehandlung mit Kohlblatt und Olivenöl und die Augenbäder mit warmem Salzwasser.

Nach 3 Monaten steht Adele wieder vor meinem Zimmer. Diesmal tritt sie ohne Begleitung und mit sicherem Schritt ein. „Ich sehe wieder und kann wieder lesen!", sagt sie und erzählt mir, wie es ihr vor zwei Tagen bei ihrem Augenarzt ergangen sei.

Sie hatte das Arztzimmer betreten, der Arzt wandte sich ihr zu, und es entspann sich folgendes Gespräch: „Warum kommen Sie ohne Begleitung her?" „Ich sehe wieder." Der Arzt: „ Das kann nicht sein." – „Doch, Herr Doktor." „Wahrscheinlich!", wirft der Arzt ein. Die Frau: „Aber Sie sehen doch selber, Herr Doktor, daß ich wieder unbehindert gehen kann." Der Arzt: „Was haben Sie denn gemacht?" Und Frau Adele erzählte, daß sie meinen Rat befolgt hätte. Der Arzt stützte den Ellbogen auf das Knie, hielt eine Weile inne und dachte nach. Dann sagte er kurz: „Der Pater hat Sie hypnotisiert!"

Frau Adele läßt sich jedes Jahr von mir kontrollieren, macht täglich die Augenbäder und massiert zwei- bis dreimal in der Woche den Nacken mit Olivenöl und ist glücklich!

Schlimmer war's bei Bruder Thomas. Er zählt 83 Lenze und ist am Erblinden. So gerne würde er noch arbeiten und wie eh und je das Amt des Pförtners versehen, aber der Arzt kann ihm keine Hoffnung machen. Da erhalte ich Bruder Thomas' Fotografie und teste. Ich stelle Überdruck im Hinterkopf fest und eine Störung im Zuckerhaushalt. Bruder Thomas muß nun den Nacken mit Kohlblatt und Olivenöl behandeln, das Kreuz im Zentrum X und die Leisten kräftig mit Olivenöl massieren und vorderhand auch Zuckerdiät halten. Zum Süßen darf er nur echten Bienenhonig nehmen. In erstaunlich kurzer Zeit läßt sich am Telefon die Stimme eines seiner Mitbrüder vernehmen: „Bruder Thomas kann wieder lesen und versieht seinen Dienst wie früher!" – Wirklich: Er und ich, wir danken beide bewegt Gott und der Gnadenmutter von Einsiedeln. Man bringt auch Sehbehinderte und schwer schielende Kinder zu mir. Da ist die 7jährige Agatha mit ihrem jüngeren Schwesterlein. Der Arzt hat Agatha schon operiert, leider mit wenig Erfolg. Für die jüngere Schwester stellte er eine Operation in Aussicht. Beide Kinder haben einen Bluterguß im Kopf. Die Mutter scheut die Mühe nicht, macht die Ölmassagen für den Kopf, legt auf den Nacken Kohlblatt auf und läßt die Kinder die Augen fleißig mit Salzwasser baden. Nach Monaten sieht Agatha wesentlich besser; Erblindung ist nicht mehr zu befürchten. Bei der jüngeren Schwester spricht der Arzt nicht mehr von einer Operation.

Schwieriger sind Gehirnschäden zu beheben, Öl und Kohlblatt haben jedoch in einigen wenigen Fällen dauernd geholfen. In vielen Fällen brachten sie merkliche Besserung, und auch das lästige Ohrensausen war verschwunden. Es ist aber für den Erfolg entscheidend, daß der Unfall, der das Leiden brachte, nicht zu viele Jahre zurückliegt. Darum kann auch Kindern in Fällen von Stummheit, Sprechschwierigkeiten und Legasthenie weit besser geholfen werden als Erwachsenen. – Mit der Öl- und Kohlblattkur sind in mehreren Fällen Geruchs- und Geschmackssinn wieder zurückgekehrt. Eine Frage: Würden anstelle der Öl- und Kohlblattkur nicht auch Reizzonenmassagen genügen? Sie können zur Besserung einiges beitragen, reichen aber nicht zu einer vollständigen Heilung.

Man kann also auch auf die örtliche Behandlung nicht verzichten.

So sagte mir eine Mutter, die eine nervenleidende Tochter hatte, sie hätte in 3 Monaten mit der Öl-Kohlblatt-Kur mehr Erfolg gehabt als mit jahrelangen Reizzonenmassagen.

Kropf

Ist eine Kropfoperation nötig? Natürlich gibt es Fälle, in denen eine Operation an der Schilddrüse unumgänglich ist. Das muß der Arzt entscheiden. Ein verhärteter Kropf und Atemnöte können nicht anders behandelt werden, sonst würde der Patient ersticken.

Schilddrüsenüberfunktion

Anders liegt der Fall bei Überfunktion der Schilddrüse. Die betreffenden Kranken sind an den Glotzaugen leicht zu erkennen. In einem solchen Fall bin ich gegen eine Operation. Das Heil liegt nicht in einer Verkleinerung der Schilddrüse, sondern in ihrer Heilung, genau wie bei einer Überfunktion der Milz. Da hilft das Kohlblatt wunderbar und durchschlagend.

Meist ist bei Überfunktion der Schilddrüse auch die Hirnanhangdrüse nicht in Ordnung, sie kann überhaupt die primäre Ursache der Störung sein. Da lasse ich nachts mehrere Wochen lang den ganzen Hals mit Kohlblatt einbinden. Am Morgen wird der Hals nur vorn gewaschen, der Nacken aber mit Olivenöl einmassiert. Überdies rate ich zu täglich 2 Tassen Frauentee von Pfarrer Künzle.

Akne/Bibeli

Niemand hat die Pickel im Gesicht gern. Sie können ein Gesicht derart verunstalten, daß manche Angst haben, unter die Leute zu gehen. Und wär's nur das häßliche Aussehen! Es verbirgt sich hinter der Akne eine Infektion, eine verborgene Fistel oder Zyste* oder gar beides. Freilich stirbt man nicht daran, aber das Blut ist voller verdorbener Stoffe.

Der Arzt sagt dann meistens: „Das bessert sich schon mit den Jahren" und gibt eine Hautsalbe, die Pickel jedoch bleiben. Wir müssen aber dem Übel auf den Grund gehen und mit dem Pendel den Herd suchen. Meist finden sich im Fall von Akne Fisteln und Zysten in Schulter und Brust. Man wird 8 bis 10 Wochen lang nachts Kohlblatt auflegen und am Morgen 3 Minuten lang kräftig mit Olivenöl einreiben und täglich mehrere Tassen warmen Brusttee trinken müssen. Beim Einmassieren des Öles werden die infizierten Stellen meist kräftig gerötet, ein sicheres Zeichen, daß sich dort der Herd der Infektion befindet (Öltest).

---

* Entzündungsherde im Bindegewebe

Fieberschübe

Immer wieder bekomme ich Anfragen: Mein Kind, mein Sohn, meine Tochter leidet seit Monaten, ja seit Jahren an heftigen Fieberschüben. Der Arzt spricht dann von Infektion und gibt Antibiotika, aber eigentlich helfen sie nicht. Auch die meisten Fieberschübe haben als Ursache Fisteln und Zysten, meist in der Brust, aber auch im Unterleib. Ich habe in vielen Fällen Kindern und Erwachsenen mit Kohlblatt, Olivenöl und Brusttee dauerhaft helfen können.

Knochenabbau

Auch dem als unheilbar geltenden Knochenabbau ist in derselben Weise beizukommen. Ein Beispiel habe ich in „Helfen und Heilen" geschildert, und auch in jüngster Zeit kann durch diese Kur eine Ordensfrau wieder ohne Stock gehen. Sie bekannte: „Hätte ich nur früher davon gewußt!"

Eitrige Mandeln

Fast durchwegs sind Fisteln und Zysten in Schulter und Brust die Ursache entzündeter und eitriger Mandeln. Dann soll man nicht die für die Atmung so wichtigen Mandeln herausnehmen lassen, sondern das Übel an der Wurzel fassen. Ich habe viele Kinder vor einer Mandeloperation bewahren können. Waren Zyste und Fistel beseitigt, normalisierte sich auch der Zustand der Mandeln.

34

Bluttest

Vor allem muß immer der Bluttest gewissenhaft vorgenommen werden, und zwar der Reihe nach: rote Blutkörperchen, weiße Blutkörperchen, Blutsenkung, Vitamingehalt, Harnsäure, Blutfett, Azeton, Krebsstoffe, Metastasen, Tumore (Gewächse, Myome), Fisteln und Zysten. Man kann natürlich noch weitere Werte feststellen, aber in den meisten Fällen genügt das Genannte. Vor dem Aufkommen der Antibiotika stellte ich beim Vorhandensein von Zysten starken Überschuß an Leukozyten fest. Heute stellen die Antibiotika den normalen Leukozytenstand wieder her, aber Fisteln und Zysten bleiben und infizieren den Körper weiter.

Blutkrebs?

Der fälschlich so genannte Blutkrebs geht in den allermeisten Fällen auf Fisteln und Zysten zurück. Ich habe mehrere Fälle erfolgreich behandeln können, in denen die Patienten von den Ärzten aufgegeben worden waren, wie bei einem 45jährigen Familienvater, dessen Leben zwischen monatelangen Spitalsaufenthalten und Bettlägerigkeit zu Hause dahinging. Ich stellte beim Bluttest je eine Fistel und Zyste in der Brust und im Unterleib fest. Mein Rezept lautete: Kohlblatt, Olivenöl, Brusttee, Haferflocken und Bienenhonig. Nach 4 Monaten erhalte ich Bericht: „Der Mann geht wieder wie gewohnt zur Arbeit."

Nur Fisteln und Zysten?

Und wieder mußte ich mich auf die Schulbank setzen! Ich habe das Glück, mich oft mit einem treuen Freund beraten und besprechen zu können. Er wies mich immer und immer wieder auf Viren und Virennester hin, die irgendwo im Leib ihr Unwesen treiben. Ich war der Meinung, dieser Tatsache keine besondere Aufmerksamkeit schenken zu müssen, und glaubte, für Infektionen genüge die Frage nach Fisteln und Zysten. Indessen bequemte ich mich doch allmählich dazu, anfälligen Virennestern nachzuspüren. Und siehe da: Es stellte sich heraus, daß mir mein Freund sozusagen einen kostbaren Schlüssel in die Hand gedrückt hatte!

Weil ich mich nur an Fisteln und Zysten hielt, konnte ich gar nicht selten Infektionssymptome nicht deuten. Der Patient beklagte sich zum Beispiel über Gelenksschmerzen – ich fand aber nichts. Nun weiß ich auch darüber Bescheid: Immer sind bei der Feststellung von Fisteln und Zysten Viren mit im Spiel. Er kann aber auch ohne Fisteln und Zysten ganze Virenkolonien im Leibe haben!

Vorerst: Was sind überhaupt Viren? Wir stoßen da auf ein ungeheuer weit gestreutes und zum Teil noch unerforschtes Gebiet. Dabei auf Einzelheiten einzugehen, würde den Rahmen meiner Ausführungen bei weitem sprengen und hätte nur Verwirrung und nicht die erwartete Klärung zur Folge. – Sagen wir es kurz und einfach: Viren sind kleinste Lebewesen und die gefürchteten Erreger vieler Krankheiten.

Natürlich ist die systematische Bekämpfung der Viren eine weltweite Aufgabe der Ärzte. Meine Aufgabe kann nur darin bestehen, bei Kranken von Fall zu Fall eventuell vorhandene Virennester aufzuspüren und unschädlich zu machen. Diese Virenkolonien wirken sich in vielem aus, wie z. B. in Form von Fisteln und Zysten. Sie können schwere Entzündungen in einzelnen Organen hervorrufen, und es gibt kaum ein offenes oder verborgenes Leiden, bei dem nicht Viren mit im Spiel sind. Ich bin z. B. überzeugt, daß jahrelang anhaltendes Ohrensausen und -rauschen nicht selten von einem Virenbesatz in den Schultern herrührt. Ebenso müssen wir das unerklärliche Schielen von Kindern oftmals auf diese Tatsache zurückführen.

Wie werden die Viren bekämpft? Erst spürt sie das Pendel auf. Eine große Hilfe gibt uns dabei die Prüfung der Temperatur von Leber, Milz und Bauchspeicheldrüse. Eine erhöhte Temperatur dieser Organe weist auf Kampfstellung gegen die im verborgenen wirkenden Viren hin. Sind die Viren erst einmal geortet, rücken wir ihnen mit Kohlblattauflagen und Olivenölmassagen zu Leibe. Ein Fall: Ein älterer, vom Arzt als gesund taxierter Herr klagt über stetig trockenen Mund. Er wendet sich an seinen Hausarzt und fragte ihn, ob er vielleicht zuckerkrank sei. Der Arzt untersucht eingehend: „Ihr Zuckerhaushalt ist bestens in Ordnung." – Jener Herr wendet sich nachträglich auch an mich. Ich stelle mit dem Pendel einen Virenbefall in der linken Brust fest. Mein Rat lautet folgendermaßen: nachts 10 Wochen lang Kohlblatt auflegen, am Morgen 3 Minuten Olivenöl einmassieren und täglich 3 Tassen Brusttee trinken. Dasselbe mag auch oft für das lästige Hautjucken bei Kindern und Erwachsenen gelten: Sie sollen vor allem fleißig Brusttee trinken, das starke Durstgefühl zwingt ja naturgemäß zum Trinken. Damit ist dann auch der Heilprozeß eingeleitet.

Dieses wenige, das ich hier über das Wesen und die Bekämpfung von Viren geschrieben habe, sollte für diese Schrift genügen. Doch muß ich dazu abschließend bemerken: Man lasse sich bei der Feststellung von Viren nicht in Panik jagen. Angst vor Krebs und Viren halten sich heute die Waage. Es soll uns nicht gehen wie jenem Mann, der in der einen Schulter ein Virennest trug: Seine Frau wagte aus Angst vor einer Ansteckung nicht mehr, im gleichen Zimmer zu schlafen! – Diese Viren sind meistens eingekapselt und isoliert und schaffen so keine Ansteckungsgefahr. Wenn wir schon von Viren sprechen, möchte ich noch eine wichtige Feststellung nicht übergehen: Männer und Frauen klagen gar nicht selten über Blut in Stuhl und Urin. Frauen ängstigen sich wegen Zwischenblutungen oder Blutungen in den abklingenden Wechseljahren. Und bald ist die Vermutung zur Hand: Krebs?

Die Möglichkeit könnte natürlich bestehen. Aber in vielen Fällen besteht kein Grund zur Angst vor Krebs. Blutverlust in Blase und Darm und unzeitige Blutungen bei Frauen sind oft die Folge von Entzündungen im Unterleib, die von Virennestern ausgehen. Mit Kohlblatt, Olivenöl und Erkältungstee sind die diesbezüglichen Beschwerden eigentlich leicht zu beheben.

Brustschmerzen

Eine jüngere Frau zwischen 30 und 40 tritt in mein Sprechzimmer und sagt: „Ich leide schon seit einiger

Zeit an Bruststechen und Herzschmerzen." Der Arzt glaubte an ein überlastetes Herz und gab zur Kräftigung des Herzens und Blutkreislaufes fortlaufend Medikamente, aber ohne große Wirkung. „Wenn es so in der linken Brust sticht, muß ich immer an Brustkrebs denken. Der Arzt verneinte die Möglichkeit nicht, da auch das Blut nicht ganz in Ordnung wäre, und verwies mich an eine Frauenärztin. Sie fand aber nichts Verdächtiges."

Ich stelle in der linken Brust eine Fistel und eine Zyste fest. Die Ursache der Herzstörung ist mir nun klar: Das Herz ist an und für sich gesund, das Brustwasser drückt aber auf die Blutbahnen und das Herz, und der Infektionsherd macht das Herz unruhig. Was ich immer bei Vorhandensein von Fisteln und Zysten anrate, hilft auch hier. Die Mutter mehrerer Kinder ist von einer schweren Sorge befreit.

Ich möchte da, wie schon öfters angedeutet, noch einen wichtigen Hinweis geben in einem kurzen zusammenfassenden Blick auf Zentrum X und Steißbeinwirbelhöhe 4/5. Ich nenne einen konkreten Fall: Eine 26jährige Tochter, von Beruf Haushaltsgehilfin, bittet um Rat. Ihre Hände schwellen stark an, verweigern den Dienst und bereiten große Schmerzen. Zwei Ärzte haben gründlich untersucht und testen auf arthritisch-rheumatische Veränderungen. Ihr Ratschlag lautet auf eine Operation der Hände, wovor die Frau begreiflicherweise Angst hat. Ich halte mich an die Gesamtdiagnose und an das gewohnte Aufspüren der Krankheitsquellen. Ich stelle die Frage nach Durstgefühlen, starkem Uringang, Müdigkeit und Sehstörungen: Für mich ist das Resultat klar: das Zentrum X versagt. Auch ist die Menstruation abnormal. Und zwischen Dickdarm und Steißbeinwirbel sitzt eine giftige Zyste. Es ist also wieder die Art von Zuckerstörung vorhanden, welche der Schulmedizin vorderhand noch durchs Netz schlüpft. Und das Grundübel ist die heimtückische Zyste im Unterleib. Es geht also nach meiner festen Überzeugung ohne Operation.

Parkinsonsche und Scheuermannsche Krankheit

Ich bin fest davon überzeugt, daß Parkinsonsche und Scheuermannsche Krankheit fast durchwegs von Fisteln, Zysten und Virenbefall herrühren. Am besten hilft erfahrungsgemäß für die von der Infektion befallenen Stellen (meist die beiden Schultern, die sich beim Öltest intensiv röten) die Behandlung mit Kohlblatt und Olivenöl. Wir dürfen aber nicht vergessen, daß die genannte Infektion auf Kleinhirn und Hirnanhangdrüse überspringt und dann das Leiden auslöst. Daher müssen auch Nacken und Hinterkopf mit Kohlblatt und reichlich Olivenöl behandelt werden. Freilich besteht – ich sage das ausdrücklich, um nicht falsche Hoffnungen zu wecken – wenig Aussicht auf Heilung, wenn die Krankheit schon jahrelang ihr Unwesen getrieben hat und der arme Mensch bereits von einem starken Zittern befallen ist. Immerhin kann in einem solchen Fall eine richtige Behandlung doch spürbare Erleichterung bringen.

Magendruck

Man ist nicht richtig krank, spürt aber ein ständiges Würgen, Drücken und Brennen in der Magengegend. Es ist unheimlich und weckt Befürchtungen aller Art. Ist es ein Magengeschwür oder sogar der gefürchtete Magenkrebs? Die Möglichkeit besteht durchaus, aber fehlt's bei Druck in der Magengegend wirklich immer am Magen? Bei der Diagnose ist das Pendel eine wunderbare und rasche Hilfe. Es kann sowohl am Magen selber als auch am Zwölffingerdarm fehlen. Der Arzt stellt in vielen Fällen komplizierte Untersuchungen an, kommt aber zu keinem sicheren Ergebnis. Er sagt dann höchstens: „Ich finde nichts als etwas überschüssige Magensäure; es werden wohl die Magennerven sein." Der Patient geht dann mit einem Beruhigungsmittel und mit einem magensäurebindenden Präparat nach Hause, aber richtig helfen will's nicht.

Das Pendel stellt im Blut starken Choleringehalt fest. Ich teste die Galle. Das Resultat lautet: Gallengrieß oder Gallensteinchen. Mit dieser Möglichkeit hatte der Arzt nicht gerechnet, denn beim Röntgen hatte man nichts gesehen. Nun zur Heilung der Galle. Ein sehr gutes und bewährtes Hausmittel ist seit jeher das Haarlemöl, aber es ist mittlerweile schwer erhältlich geworden, und man hat ihm Mängel angedichtet, die es gar nicht hat, z. B. daß es den Nieren schade. Ich habe das Haarlemöl viele Jahre hindurch getestet, auch bei Leuten, die es jahrelang nahmen, und habe nie eine negative Wirkung festgestellt. – Leider hat sich der Versuch mit Lärchenharzkapseln, die wie das Haarlemöl wirken, zerschlagen. Die Lärchenharzkapseln wären ein großer Erfolg geworden. So versuchte ich ein neues Heilmittel und stieß auf den Stechpalmen-Brennessel-Tee, der sehr gute Erfolge zeitigt.

Galle

Ein Mann gegen 60 meldet sich zur Konsultation. Er ist in leitender Stellung und hat mit seinen Angestellten viel Ärger. Er befürchtet eine schwere Magenkrankheit, die ihm oft den Schlaf raubt. Ich stelle nicht allzugroße Gallensteine fest und empfehle, drei Monate lang jede halbe Stunde einen gehörigen Schluck von meiner Teemischung zu trinken. Ebenso erhielt der Mann einen Diätzettel – und es half. Leider hielt er – trotz meiner Anordnung – nach 3 Monaten keine Diät mehr, und eines Tages war es soweit. Eine schwere Kolik befiel ihn, der Arzt nahm eine sofortige Operation vor und entfernte die Gallensteine. „Nun können Sie wieder essen, was Sie wollen", sagte der Arzt bei der Entlassung aus dem Spital. Aber wenige Monate nachher setzten wieder Koliken ein. Es hatte sich in den Gallengängen Grieß angesetzt, und die Kur mit Stechpalmen-Brennessel-Tee mußte erneut aufgenommen werden. Ich mußte den Mann ernst zu dauernder Diät anhalten.

Es ist mir aufgefallen, daß gerade im Herbst Gallenbeschwerden auftreten: „So ein saftiger Pfirsich, eine butterweiche Birne, eine Handvoll süßer Pflaumen, das ist so köstlich und wird doch nicht schaden!" Doch gerade Früchte dieser Art wirken sehr schlimm auf Leber und Galle. Man kam schon des öfteren mit Kleinkindern vorbei, mit halbjährigen, einjährigen, zweijährigen: „Das Kind mag nicht essen und trinken und gibt alles wieder von sich. Der Arzt kann nichts feststellen und sagt, dem Kind fehle nichts." Doch auch Kleinkinder können schon Gallengrieß und kleine Gallensteine haben. Was tun? Meist halfen 15 bis 20 Kaffeelöffel Stechpalmentee auf den Tag verteilt, 2 bis 3 Monate lang, und die Kinder erholten sich. Hier ist aber ein Fingerzeig für die Mutter: Das Kind ist sehr gallenempfindlich und wird es das ganze Leben lang bleiben. Es kann aber auch sein, daß Kinder Würmer haben und davon sogar einen blutigen Stuhl. Da gibt man 2 bis 3 Monate lang täglich auf den Tag verteilt eine kleine Tasse Stechpalmentee. Er vertreibt die Würmer.

Die Galle ist ein wichtiges Organ und hat großen Einfluß auf den Charakter des Menschen. Es ist mir im Laufe der Jahre aufgefallen, daß bei Ehekrisen der eine Partner, und manchmal sogar beide, an Gallensteinen litten.

Depressionen

Eine Frau namens Kathy meldet sich zur Untersuchung. Sie mag gut 30 sein und leidet unter schrecklichen Depressionen. Wer schon Depressionen unterworfen war, weiß, was dies bedeutet, jede Freude am Leben weicht, und schweren Gedanken ist Tür und Tor geöffnet. Die betreffende Frau ist sicher beruflich nicht überfordert. Ihr Mann arbeitet in einem Büro. Sie hat zwei kleine Kinder und besorgt den bescheidenen Haushalt. Sie klagt über Kopfweh und Schwindel, und es kommt ihr vor, als hätte sie einen Stein im Unterleib. Der Arzt tut sein möglichstes, gibt ihr Beruhigungsmittel und Schlaftabletten – doch ohne Erfolg. Schon wird ein Aufenthalt in der Nervenklinik erwogen. Auf Bitten ihres Mannes teste ich eingehend mit dem Pendel und stelle dabei ein Blutgerinnsel im Kopf, Nieren- und Gallensteine und einen Leistenbruch fest. Ich mache Frau Kathy Mut, und sie beginnt die Kur mit einem Kurzschnitt der Haare. Aber wie ich es vorausgesagt habe: Es braucht Zeit. Allmählich wird es im Kopf heller, Magendruck und Kreuzschmerzen gehen zurück.

Ein Test nach 3 Monaten zeigt, daß die Heilung fortschreitet, aber Frau Kathy hat sich beim Wäscheaufhängen überanstrengt. Ich stelle eine beidseitige Gebärmuttersenkung fest. Die übrige Kur wurde fortgesetzt, und dazu wurden die Leisten und die Lenden kräftig mit Olivenöl einmassiert. Endlich scheint Frau Kathy geheilt. Aber nach zwei Monaten meldet sich wieder das Kopfweh und Frau Kathy glaubt an einen Rückfall. Das ist jedoch nicht der Fall, sondern die Auflösung des Blutgerinnsels im Kopf hat Wasser frei gemacht, das auf das Kleinhirn drückt. Zwei Monate lang Kohlblatt auf den Nacken, am Morgen Olivenöl, und der Kopfdruck war weg! Frau Kathy trinkt nun jeden Morgen nüchtern eine Tasse ungezuckerten Brennesseltee, abends die Tasse Frauentee, ißt fleißig Haferflocken und hält dauernd Diät. Sie ist heute wieder eine gesunde und schaffensfreudige Frau. Man lasse also bei Depressionen Galle und Nieren nie außer acht, auch nicht allfällig vorhandene Fisteln und Zysten. So läßt sich oftmals die gefürchtete Behandlung mit Psychopharmaka vermeiden.

Atemnot/Asthma

Asthmakranke wecken unser besonderes Mitgefühl. Man kann ihnen bei ihren Anfällen kaum Hilfe bringen und muß hilflos zusehen, wie sie keuchen und sich winden. Besonders erbarmungswürdig sind asthmakranke Kinder. Was können Ursachen von Asthma sein? Man sucht sie in der Brust. Hier ist die Lunge mit den Lungenästen, den Bronchien. Ist es ein tiefsitzender Bronchialkatarrh, oder ist die Lunge total verschleimt? Ist es ein Emphysem, eine Blähung der Lunge? Ist es eine Staublunge oder eine Symphysenstarre, d. h. daß die elastischen Bänder, die sich beim Einatmen dehnen und beim Ausatmen zusammenziehen, nicht genügend arbeiten? Ist es Brustwasser? Oder ist es der Druck von einer geschwollenen Leber oder Milz?

Lungenverschleimung und Bronchialkatarrh wie auch Brust- und Zwerchfellwasser ist mit Kohlblattauflagen, Olivenölmassagen und Trinken von Brusttee leicht beizukommen. Es gelang auch auf diese Weise schon die Heilung einer beginnenden Staublunge. Mit dieser Therapie bildeten sich auch Lungenemphyseme zurück. Ich habe aber im Laufe der letzten Jahre verhältnismäßig viele Fälle von Asthma zur Behandlung gehabt, in denen die Brust vollständig in Ordnung war und doch heftige Asthmaanfälle auftraten. Es muß also nicht sein, daß die Ursache der Atemnot in erster Linie in der Brust zu suchen ist. Auch Einflüsse von Erd- und Wasserstrahlen kamen in diesen Fällen nicht in Betracht. Ich mußte mich demnach wieder auf die Schulbank setzen. Von den Südtiroler Bergen kam ein junges Elternpaar mit seinem 2½jährigen Söhnlein Rochus. Das arme Büblein keuchte und bekam kaum Luft. Ich kontrollierte zuerst die Brust – alles in Ordnung! Also frage ich das Pendel: In welchem Körperteil liegt die Ursache? Das Pendel gibt an: im Unterleib. Wo? Im Kreuz. Wo genau? Kreuzbeinwirbelhöhe 4/5, 8 cm rechts und links von der Wirbelsäule. Also das berühmte Zentrum X! Ich forsche weiter. Welcher Haushalt ist gestört? Die Antwort: der Zuckerhaushalt. Zuviel oder zuwenig Zucker? Zuckermangel. – Ich rate den Eltern zu Ölmassagen im Kreuz, besonders aber des Zentrums X und der Leisten. Rochus ißt auch täglich 1 bis 2 Teelöffel Bienenhonig. Nach 3 Monaten kommen die Eltern mit Rochus wieder. Das Kind ist geheilt und atmet ruhig und normal. Diese Entdeckung vom Zusammenhang zwischen Asthma und Zentrum X scheint mir beachtenswert. Ich bekomme immer wieder Fälle dieser Art, von Erwachsenen und Kindern. Nochmals: Bei Kindern ist der Erfolg durchschlagend, zum Teil auch bei Erwachsenen, wo Aufenthalte in Höhenkurorten soviel wie nichts halfen. Bei schweren und chronischen Fällen indes konnte zumindest eine bedeutende Linderung erreicht werden. Die gefürchtete und weitverbreitete Angina pectoris bei Jungen und Alten ist, entgegen der Meinung mancher Ärzte, in vielen Fällen heilbar. Wenn kein Tumor festgestellt werden kann, sind meist Fisteln, Zysten und Virennester und im Gefolge Ansammlungen von Brustwasser „am Werk". Kohlblatt, Olivenöl und Brusttee können die Angina pectoris völlig zum Verschwinden bringen. – Frau Karoline bekannte mir: „Über 20 Jahre litt ich an Angina pectoris. All die vielen und recht kostspieligen Kuren, die ich auf mich nahm, waren wirkungslos oder brachten höchstens für kurze Zeit Linderung. Da folgte ich Ihrem Rat, und in 10 Wochen war ich vom quälenden Leiden befreit. Das Ganze kommt mir heute vor wie ein Traum." – Bei einer Erkältung greift Frau Karoline wieder zum bewährten Rezept und wehrt so erfolgreich neuen Anfängen.

Magenbeschwerden

Über die Ursachen, die der Magendruck haben kann, wurde bereits auf Seite 42 berichtet. Oft trägt daran nicht der Magen, sondern die Galle die Schuld. Magenschmerzen können aber auch von Magenentzündungen und Magengeschwüren herkommen. Über Magenkrebs sage ich grundsätzlich nichts, da ich bei eindeutig festgestelltem Krebsbefall nichts tun kann. Ich schikke die Krebskranken unverzüglich zum Arzt und hüte mich, allfällige Rezepte zu geben. Es ist nämlich mehrmals vorgekommen, daß Patienten dann nicht mehr zum Arzt gingen und das Unmögliche mit Kohlblatt und Olivenöl versuchten. Sie taten es so lange, bis sich die Krebszellen über den ganzen Leib verbreiteten, wodurch dann jede Heilung unmöglich wurde. Überdies versagt das Pendel, wenn bereits bestrahlt worden ist. Man befrage mich daher in Fällen von Krebs nicht weiter! Es zerreißt mir freilich manchmal das Herz, wenn der Krebs einen Menschen in der Blüte seiner Jugend oder einen Vater oder Mutter kleiner Kinder befallen hat, wenn der Arzt keine Hoffnung mehr geben kann und sich die hoffnungslos Kranken an mich klammern: „Helfen Sie, Sie sind unsere letzte Hoffnung!" – Wir können beten, wir dürfen an Wunder glauben, aber die Entscheidung liegt bei Gott, der alles voraussieht und mit Rücksicht auf die Ewigkeit ordnet. Verzweifeln wir darum nie, auch bei schweren Heimsuchungen nicht. Gott ist da und hilft!

Ich darf es wohl erzählen; es soll uns ein Hinweis sein: Meine Großmutter väterlicherseits starb mit 39 Jahren an Kindbettfieber und ließ 3 Waisen zurück, einen 7jährigen Knaben (meinen Vater), ein 4jähriges Mädchen und das neugeborene Büblein.

Auf dem Sterbebett sagte meine Großmutter zu ihrem Mann: „Heirate meine Freundin, dann haben die Kinder wieder eine gute Mutter." Der Großvater verehelichte sich also ein zweites Mal, und die zweite Mutter nahm die Kinder wie ihre eigenen auf zu den zwei Knaben ihrer Ehe. Mein Vater sagte immer: „Ich fühlte nie, daß wir eine Stiefmutter hatten." Das jüngste der 3 Kinder aus der ersten Ehe war sehr schwächlich und mußte 2 Jahre lang fast in Watte gebettet werden, aber die gute zweite Mutter brachte es durch. Es war dann ihr großer Freudentag, als 25 Jahre später eben dieser Knabe am 6. August 1911 als Priester zum Altar schritt. Gott wacht und hilft!

Was also das Gottvertrauen betrifft: Nicht selten wenden sich werdende Mütter an mich. Eine Mutter sagt: „Was soll ich tun? Der Arzt behauptet, ich könne dieses Kind nicht austragen, er müsse es mir nehmen." Ich ermahne zum vertrauenden Gebet, schließe das schwere Anliegen ins heilige Meßopfer ein und lasse unsere Klosterfrauen beten. Sie beten für alle Anliegen täglich gemeinsam den Rosenkranz. – Noch immer bekannten diese Mütter, es sei alles gut gegangen, Gott habe ihnen ein gesundes Kind geschenkt, und sie seien so dankbar, daß sie mit unbeschwertem Gewissen durchs Leben schreiten und einst vor Gott erscheinen könnten.

Das Leben, auch das Leben der Ungeborenen, ist heilig, und Gott wacht über das Gebot: Du sollst nicht töten. Was geschieht mit den Völkern, die soviel unschuldiges Blut vergießen? Noch immer gilt: Das Blut der Gemordeten schreit zum Himmel.

Was also ist zu tun, wenn ein Magengeschwür nicht unmittelbar vor einem Durchbruch steht? Ich habe in vielen Fällen Erfolg gehabt, wenn ich zur Brennesselkur riet: zwei bis drei Monate lang täglich 1 Liter lauwarmen, ungezuckerten Brennnesseltee tagsüber schluckweise trinken. Das Rezept habe ich von einem alten Landarzt, der einen Mitbruder, der nicht operiert werden konnte, damit heilte. Zur rascheren Heilung helfen auch Kohlblattauflagen auf die Magengegend und reichliches Einschmieren mit Olivenöl. Genau dasselbe gilt für Zwölffingerdarmgeschwüre.

Aber eines muß gesagt sein: Liebe Leute, lebt vernünftiger! Geht abends rechtzeitig zu Bett, damit ihr am Morgen rechtzeitig aufstehen könnt. Nehmt euer Frühstück in Ruhe ein, und hetzt nicht zum Arbeitsplatz! Schlingt in der Zwischenzeit nicht mit aller Gier ein Brötlein hinunter, und sorgt für eine vernünftige und nicht zu fleisch- und fettreiche Kost! Haltet Maß mit Rauchen und Alkohol, und geht täglich an die frische Luft! – „Es ginge alles besser, wenn man mehr ginge!" Verscheucht am Abend den Schlaf nicht mit allerlei Krimis und Gruselsendungen! Noch einen guten Rat: Trinkt doch morgens immer eine Tasse ungezukkerten Brennesseltee; der bindet überschüssige Magensäure und bewahrt, wie mir einmal ein Arzt beteuerte, vor Krebs. Bei Magenbeschwerden muß auch die entsprechende Diät eingehalten werden: Nicht heiß und hastig essen und trinken, nichts Fettes, vor allem nichts Fettgebratenes und Fettgebackenes, nichts Scharfes, das die Magenschleimhäute reizt, nichts Saures, z. B. Getränke mit Kohlensäure. Auch wenn der Magen wieder in Ordnung ist, muß mit Essen und Trinken Maß gehalten und immer gut gekaut werden. Man achte auf ein gesundes Gebiß. Schlechte Zähne arbeiten Magen- und Darmgeschwüren vor.

Vom Unterleib

Eine schlechtaussehende Frau zwischen 40 und 50 sitzt vor mir. Sie hat ständig Unterleibsschmerzen, und ihr Mann ist sehr besorgt: „Meine Frau mag nicht essen und magert zusehends ab. Sagen Sie es offen: Hat meine Frau nicht Krebs?" Die Frau hält zum Pendeln die Hand hin. Ich sehe tagtäglich Hände von Patienten, auch Hände von Krebskranken, die durch ihr Aussehen den Zerfall des ganzen Organismus anzeigen. Doch davon ist bei Frau Ines keine Spur: Die Hand sieht gesund und frisch aus. Nun teste ich Frau Ines' Blut. Der Test zeigt einen faustgroßen Tumor in der linken Bauchseite an. Das Pendel gibt aber an, daß er nicht bösartig ist. Er drückt jedoch auf den Mastdarm, daher kommen auch die Darmstörungen und Schmerzen. Soll man operieren? Der Arzt testet und findet nichts von Bedeutung. Der Tumor ist so gelagert, daß man ihn nicht ertasten kann. Darum hält der Arzt eine Operation für überflüssig. Ich rate Kohlblattauflagen, morgens und abends neu, und verschreibe, täglich schluckweise Eichenrindentee zu trinken. Frau Ines erholt sich zusehends, sie arbeitet wieder und ißt ohne Beschwerden. Kohlblatt und Eichenrinde haben ungeheuer ziehende und lösende Kraft. Im Laufe der Jahre behandelte ich auch mit sehr gutem Erfolg in der angegebenen Weise Gebärmuttermyome. Und die so oft praktizierte „Totaloperation" oder – wie es grob heißt – das „Ausräumen" konnte umgangen werden, freilich nur dann, wenn das Myom nicht krebsverdächtig war. Wenn also die Rede von Myomen und Tumoren ist, erschrecke man nicht gleich und halte alles für verloren. Es geht in vielen Fällen ohne Operation. Das gilt auch für Brusttumore, die mit Krebs nichts zu tun haben, aber wegen ihrer Größe gefährlich werden könnten.

Kopftumore sind jedoch viel schwieriger zu behandeln, weil sie innerhalb der Schädeldecke liegen und für das Kohlblatt schwer zugänglich sind. Trotzdem würde ich in hoffnungslosen Fällen doch Kohlblatt, Olivenöl und Eichenrinde anwenden. Es half in einigen wenigen Fällen. Entscheidend ist dann der Wettlauf zwischen dem Wachstum des Gewächses und der Zugkraft des Kohlblattes. Nicht immer haben wir den Wettlauf gewonnen.

Kreuzschmerzen

Nun tritt ein Mann namens Isidor ein, der über Kreuzschmerzen klagt.
Sind die Schmerzen im oberen Teil des Kreuzes, oder zeigen sie sich gegen das Rückenende? Es können kran-

ke Nieren sein, Nierenbeckenentzündung oder Nierensteine und Nierengrieß. Im ersten Fall helfen Massagen der Nierengegend, also in der mittleren Rückengegend. Der Patient lebe möglichst salzlos und trinke fleißig Nierentee. Er hüte sich vor Eis und kalten Getränken, vor allem kohlesäurehaltigen, und sorge auch dafür, daß die Nierengegend warm gehalten wird. Doch hier wird erschreckend viel durch Unvernunft gesündigt.

Wenn Nierensteine und -grieß vorhanden sind, ist der Brennessel-Stechpalmen-Tee erfolgreich. Ich kann nicht begreifen, warum man in Spitälern die Nierenkranken mit sogenannten Dursttagen quält. Es muß doch Flüssigkeit aufgenommen werden, damit die Giftstoffe abgehen. Man sage nicht, die Gewebe seien sonst schon voll Wasser, also dürfe man nicht noch mehr Flüssigkeit zuführen. Meiner Meinung nach ist bei der Behandlung von kranken Nieren eine Gesamttherapie das einzig Richtige. Dann werden die Nieren wirksam entlastet, und es bedarf nicht der schmerzhaften Nierenwäsche.

Sind Blasensteine und Blasengrieß vorhanden, wird vorgegangen wie bei den Nierensteinen. Wichtig ist, daß bei Urindrang die Blase sofort entleert wird, sonst können schwerste Störungen auftreten. Besonders Angestellte in öffentlichen Betrieben, Verkaufs- und Servierpersonal, Lehrer und Geistliche sind in dieser Hinsicht gefährdet. Warum falsche Scham? Auch wenn viele Menschen vor dem Beichtstuhl warten, begreift jedermann, daß der Geistliche nach einiger Zeit kurz an die frische Luft geht. Auch die Schüler wissen, daß ihre Lehrer Menschen sind wie alle anderen. Um Erkrankungen der Blase vorzubeugen, empfiehlt es sich, im Winter und in der Übergangszeit gutes Schuhwerk und warme Strümpfe und Socken zu tragen. Besonders kalt sind Beton- und Zementböden; da braucht man gut wärmespendendes Schuhwerk.

Nun zu jenen Kreuzschmerzen im unteren Rücken, die nichts mit den Nieren zu tun haben und auch nicht rheumatischer Natur oder eine Entzündung des Ischiasnerves sind. (Im Fall von Ischias und Rheuma sind immer noch Warmhalten und Massagen mit Olivenöl das beste.) Unser Patient Isidor klagt also über Kreuzschmerzen in den unteren Rückenpartien. Auch scheint er Arthritis in der rechten Hüfte zu haben. Das Reißen und Ziehen reicht von den Leisten bis zum Knie hinunter.

Hier nun bringen wir das eingangs schon genannte Zentrum X zur Sprache.

Das Zentrum X ist ein außerordentlich wichtiger Ort im menschlichen Leib und trägt entscheidend zum Wohl und Wehe des Menschen bei. Die Erkrankung von Organen hängt oft ursächlich mit jenen Meridianpunkten zusammen. So ist für eine Heilung von Zuckerstörung primär nicht das erkrankte Organ, die Bauchspeicheldrüse, zu behandeln, sondern das Zentrum X, wie ich schon beim Kapitel „Asthma" im Fall von Zuckermangel bemerkt habe.

Im eben genannten Fall von Isidor verursacht die Störung im Zentrum X eine Störung im Kalkhaushalt und bringt darum die gichtartigen Veränderungen in Hüfte, Leisten und Knien mit sich. Hier hat es nun keinen großen Wert, eine Hüftoperation vorzunehmen; die Wurzel des Übels wird damit nämlich nicht erfaßt. Vielmehr müssen, wie schon früher bemerkt, das Kreuz, insbesondere das Zentrum X, die Leisten, die Hüften, Oberschenkel und Knie massiert werden; diese Massagen beeinflussen auch die lebenswichtigen Lymphbahnen günstig. Man erreicht dadurch auch die Blutbahnen, sodaß sich die gichtbefallenen Stellen wieder regenerieren können. Vielleicht bringe ich mit meinen Ausführungen über das Zentrum X einen Stein ins Rollen. Ich bin oftmals im Falle der unheimlichen und geheimnisvollen multiplen Sklerose (MS) konsultiert worden. Die MS ist nach dem Urteil der Ärzte unheilbar. Sie wird angeblich durch eine Erkrankung des Rückenmarks verursacht. Bei den vielen Tests, die ich schon gemacht habe, war aber meist keine Erkrankung des Rückenmarks feststellbar, dagegen fast immer eine Störung des Zentrums X. – Daß ich in vielen solchen Fällen helfen konnte, bestärkt mich in meiner Ansicht. Mit dieser Feststellung will ich auch vielen hoffnungslos leidenden Kranken Mut machen. Durch die Behandlung des Zentrums X erübrigen sich auch oftmals Hüftgelenks- und Rückenoperationen. Aus der gleichen Quelle geht – wie ich schon des öfteren feststellen konnte – die sogenannte Bechterewsche Krankheit mit ihren Lähmungserscheinungen hervor. So muß ihre Behandlung ebenso vom Zentrum X aus vorgenommen werden.

Diabetes

Dasselbe gilt von dem Diabetes, der gefürchteten und besonders im Alter auftretenden Zuckerkrankheit. Auch hier kann ich große Erfolge aufweisen. Ein 60jähriger, übergewichtiger Mann aus Südtirol fragt mich um Rat. Er leidet unter schwerer Atemnot, und kein Arzt hat ihm bisher helfen können. Ich teste den Mann. Er hat Zucker. Man sieht's ihm übrigens schon von weitem an. Ich lasse ihn Zuckerdiät halten: Zum Süßen dürfe er nur echten Bienenhonig nehmen und müsse täglich eine gehörige Portion Haferflocken essen. Überdies stelle ich auch eine starke hormonale Störung fest, die vom Zentrum X herrührt. Ich gebe dem Mann daher auch Pfarrer Künzles Frauentee mit und rate ihm, die Kreuz- und Lendenmassagen durchzuführen. – Nach 3 Monaten zeigt er sich wieder. Das Asthma hat sich verloren, das Gewicht ist um 18 kg zurückgegangen, er ist froh und munter und dankt in seiner treuherzigen Art: „Hochwürden, Sie haben mich gesund gemacht, i dank recht sakrisch!"

Ich? Muß ich nicht sagen, es war die Hand, die mich unsichtbar begleitet und die für alle da ist, die sich von ihr führen lassen wollen? Vielen Zuckerkranken könnte so verhältnismäßig leicht geholfen werden. – Es ist klar, daß auch tägliches Yoga-Turnen, besonders die Rumpfbeuge, zur Heilung von Zuckerstörungen wesentlich mithelfen kann.

Ein Fall für viele:

Urindrang

Jakob tritt ein, ein Junggeselle um die 40. Er schildert ein Leiden, das bei Männern und Frauen gar nicht so selten vorkommt und für das Ärzte keine Erklärung haben. Jakob hat ständig Urindrang, hauptsächlich tagsüber, aber auch nachts. Der Urin ist hell wie Brunnenwasser, höchstens hellgelb. Jakob leidet auch viel unter Durst. Ist es die Zuckerkrankheit? Jakob hat schon mehrmals Ärzte aufgesucht, die Ärzte fanden aber nichts. „Reizblase", so hieß es, und damit müsse er sich abfinden. – Ich stelle bei Jakob eine Störung im Zuckerhaushalt, herrührend vom Zentrum X, fest. Jakob machte nun Kneipp-Güsse mit kaltem Wasser. Nach 2 bis 3 Wochen hörte der Urindrang auf, und das Trinkbedürfnis hielt sich in normalem Rahmen.

Jakob hätte auch die Kreuz- und Leistenmassage anwenden können, nur hätte die Kur dann länger gedauert.

Sehr oft wird bei diesem Leiden auch eine Vergrößerung der Prostata vermutet, aber zu Unrecht. Die Störung im Zentrum X kann auch schwere Nachteile für die Augen bringen. Die Augenränder sind gerötet, die Lider blinzeln ständig, der Patient leidet unter abnehmender Sehkraft. Die Ursache dieser Störungen liegt primär nicht in den Augen oder im Sehzentrum im Kopf, sondern beim Zentrum X. – Wie ich schon bemerkte, kann diese Störung zu unheilbarer Erblindung führen, was ich schon mehrmals feststellen mußte.

Nur eine rechtzeitige Behandlung des Zentrums X und die täglichen Augenbäder können Heilung bringen.

Darmdivertikel

Lorenz bittet um einen Rat: „Soll ich mich operieren lassen? Ich bin immer gebläht, obwohl ich langsam esse und gut kaue. Auch habe ich Blut im Stuhl. Der Arzt stellte Divertikel im Dickdarm fest, und die müßten operiert werden, sonst gebe es Stauungen, wodurch der Darm langsam absterbe."

Ich pendle und stelle als Ursache eine Störung im Zentrum X fest. Die Störung weist auf leichten Zucker und auf Kalkmangel hin. Für mich ist die Sache nun klar: Infolge der Störung im Zentrum X ist die Unterleibsmuskulatur zu wenig ernährt, die Blut- und Lymphbahnen sind gestaut. Infolgedessen sackt die Bauchmuskulatur zusammen. Die gezielten Massagen von Kreuz und Leisten halfen, die lästigen Blähungen verschwanden, und die Divertikel lösten sich.

Und da wir schon beim Zentrum X sind, führe ich mehrere Krankheiten an, denen bei richtiger Behandlung Einhalt geboten werden könnte. Ich führe diese Leiden in freier Reihenfolge an.

Allergien

Sie äußern sich bei Kindern und Erwachsenen mit oft schweren Ekzemen, besonders an den Händen und Armen, aber auch am ganzen Leib. Die Ursache kann manchmal eine Fistel oder Zyste sein, in der Mehrzahl der Fälle liegt sie aber beim Zentrum X. Hier tragen in der Regel Zuckermangel und hormonale Störungen die Schuld. Es müssen 3 bis 4 Monate lang Kreuz und Leisten gezielt massiert werden, zusätzlich wirkt Pfarrer Künzles Frauentee, 2 bis 3 Tassen am Tag, und bei Zuckermangel echter Bienenhonig.

Heuschnupfen

Zu den Allergien rechnen wir auch den gefürchteten Heuschnupfen. Die Behandlung wird ziemlich die gleiche sein wie überall, wo die Ursache beim Zentrum X liegt. Sehr zu empfehlen sind auch Gesichtsbäder mit warmem Salzwasser.

Schluckauf

Auch das lästige krampfartige Aufstoßen (Schweizerdeutsch: Hixi, Hitzger) kann man rasch zum Aufhören bringen, wenn man das Zentrum X massiert.

Pigmentflecken

Sie sind sehr gefürchtet, weil sie Gesicht und Hände verunstalten. Sie scheinen auch vom Zentrum X herzukommen und stehen mit hormonalen Störungen in Beziehung. – Bei einem 4jährigen Mädchen trat der Erfolg mit Kreuz- und Lendenmassagen ein, Erwachsene dagegen haben mir noch nie einen Erfolg berichtet.

Bluterkrankheit

Auch diese schlimme Krankheit, wo das Blut nicht gerinnen will und der Kranke wegen einer geringfügigen Schnittwunde verbluten könnte, ist grundsätzlich heilbar. Wo immer ich testete, lag die Ursache im Zukkermangel, hervorgerufen durch eine Störung im Zentrum X. Indes habe ich mit den Leuten wieder einmal meine Erfahrungen gemacht: Da kam ein jüngeres Elternpaar mit ihrem 5jährigen Söhnlein, das an der Bluterkrankheit litt. Der Test ergab das gewohnte Bild: Zuckermangel, herrührend vom Zentrum X, mit Sekundärstörung der Bauchspeicheldrüse. Ich gab die entsprechenden Anweisungen: Massagen von Zentrum X und der Leisten mit Olivenöl, täglich Haferflocken, etwas Bienenhonig und eine halbe Tasse Frauentee Künzle I/25. Dabei legte ich den Eltern dringend ans Herz, mir nach drei Monaten über Erfolg oder Mißerfolg der Kur zu berichten, da es sich für mich um einen wichtigen Testfall handle. Die Eltern versprachen es, ließen aber nie etwas von sich hören. Erst gut ein Jahr später wandten sie sich von neuem an mich, sie bräuchten dringend meinen Rat; das Kind schien ein halbes Jahr von seiner Krankheit geheilt, nun stellten sich wieder Störungen ein. Auf meine Frage, warum sie über den anfänglichen Erfolg nicht berichtet hätten, erfolgte verlegenes Schweigen! Die Kur muß nun wiederholt werden und bedarf wohl ständiger Kontrolle. In diesem Zusammenhang muß ich eine entscheidende Bemerkung anfügen: In vielen Fällen, wo sich meine Anweisungen erst als erfolgreich erwiesen, gab es nach Monaten oder Jahren wieder Rückfälle. Ich habe diese Tatsachen schon mehrmals angeführt; nun nenne ich sie nochmals in einer großen Zusammenschau. Wenn ein Leiden, das geheilt schien, nach einiger Zeit wiederkehrte, ist nicht eine falsche Diagnose oder falsche Behandlung schuld daran, sondern die Tatsache, daß wohl jeder Mensch seinen schwachen Punkt hat, und daß dieser Punkt nicht aus der fortwährenden Kontrolle entlassen werden darf. Dies betrifft am meisten das Drüsensystem. Wo Leber und Galle schlecht arbeiten, ist dieser Tatsache ein ganzes Leben lang Rechnung zu tragen. Ein Außerachtlassen der entsprechenden Diät kann zu schwersten Rückfällen führen. Dasselbe gilt für Störungen im Gehirn. Zweimal im Jahr sollten wieder für einige Wochen Kohlblatt und Olivenöl auf dem Nacken angewendet werden. Wenn es beim Zentrum X fehlt, rate ich zweimal wöchentlich die Massagen von Kreuz und Leisten, also ständig! Störungen im Zuckerhaushalt, Sehstörungen und Frauenleiden verlangen weiterhin ständigen Einsatz. Auf diese Weise können die entmutigenden Rückschläge verhindert werden. Es mag uns freilich oft bedrücken, daß wir ein ganzes Leben lang mit gesundheitlichen Schwächen rechnen müssen. Aber hier wird Gottes Erzieherweisheit kund. Denn das Erfahren unserer menschlichen Begrenztheit und Abhängigkeit hält uns von Überheblichkeit und unangebrachtem Selbstvertrauen zurück und bewahrt uns vor manchem verhängnisvollen Fall. Und es weist uns darauf hin, daß wir mit jeder Faser unseres Daseins von Gott abhängig sind. So ist dem glaubenden Menschen alles, was täglich auf ihn zukommt, Liebes und Leid, Erfolg oder Mißerfolg Gnade, der er sich frohen und dankbaren Herzens fügt.

Haarausfall

kann als Ursache eine Fistel oder Zyste haben, aber auch eine Störung im Zentrum X. Die entsprechende Behandlung brachte in vielen Fällen bleibenden Erfolg.

Nägelbeißen

Hier kann die Ursache im Kalkmangel aufgrund einer Störung im Zentrum X liegen. Zwanghafte Verhaltensweisen wie z. B. Waschzwang und krankhafte Eßsucht können von Störungen im Zentrum X ausgehen und werden wie die vorigen Leiden behandelt. Schwankender Blutdruck wird oftmals vom Zentrum X beeinflußt.

Kinderlosigkeit

Schon in meinen früheren Schriften habe ich von Fällen gesprochen, wo Kinderlosigkeit erfolgreich behoben werden konnte. Das betraf vor allem Fälle, wo ein Kopfleiden die Ursache schwerer hormonaler Störungen bildete. Mit der Beseitigung der Störung im Kopfbereich ging auch der heißersehnte Wunsch nach einem Kind in Erfüllung. Aber immer wieder gab es auch Enttäuschungen und erfolgloses Proben. Mit der Entdeckung des Zentrums X wendete sich das Blatt. Hier trat die allermeiste Ursache der Kinderlosigkeit zutage. Mit der richtigen Behandlung vom Zentrum X kam der Kindersegen. Hier drei Fälle: Ein Ehepaar war drei Jahre verheiratet. Alle Eingriffe der Ärzte blieben ohne Erfolg. Ich stellte bei der Frau im Unterleib links eine starke Infektion fest, welche die Eileiter entzündete. Die Leute behandelten den ganzen linken Unterleib zehn Wochen mit Kabisblatt und Olivenöl, massierten drei Monate täglich das Zentrum X und die Leisten, die Frau trank 2 bis 3 Tassen Brusttee und abends eine Tasse Frauentee Künzle I/25 und nach vier Monaten erhielt ich Bericht: Es ist ein Kind unterwegs. Der zweite Fall betraf ein Ehepaar, das sieben Jahre vergeblich auf ein Kind wartete. Es fehlte bei der kräftig gebauten Frau an der Hirnanhangdrüse, im Unterleib an den Eileitern und am Zentrum X. Die Behandlung war wieder ähnlich: auf den Nacken Kabisblatt und Olivenöl, ebenso für den Unterleib und für das Zentrum X. Und die Frau mußte viel Haferflocken essen. Nach drei Monaten kam auch hier der Bericht: Der Arzt stellte eine Schwangerschaft fest. Beim dritten Fall bestand eine ähnliche Lage. – Ich erhielt bei der glücklichen Geburt der Kinder zugleich die frohe Nachricht: Alle Kinder: Christine, Franziska und Martin sind kräftig und gesund!

Natürlich finden es lange nicht alle Bittsteller für nötig, mir nachträglich Nachricht zu geben. Es wäre doch eine Benachrichtigung und ein Dankeswort wohl am Platze!

Immer wieder sagen mir Leute: Wir können nicht das Pendel befragen. Was dann tun, wenn der Pater einmal nicht mehr am Leben ist? Sicher auf den Nacken drei Monate Kabisblatt auflegen und mit Olivenöl einreiben, dann das Zentrum X und die Leisten vorn behandeln. – Gut! Aber wie finden wir den Herd der Entzündung? Habe ich nicht oft gesagt: Man mache den Öltest; trage Olivenöl auf und reibe feines Kochsalz ein. Und wo sich dann eine kräftige Rötung zeigt, wende man 2 bis 3 Monate Kabisblatt und Olivenöl an und trinke fleißig Brusttee. Bei tiefliegender Entzündung kann es mehrere Minuten dauern, bis sich die Rötung zeigt!

„Mein Kind will nicht einschlafen"

Rosalia heißt das Kind, ein herziges, schwarzhaariges 4jähriges Mädchen. Die Eltern sind mit ihm von weither gekommen. „Das Kind will abends nicht zu Bett gehen, und es will nicht in seinem Zimmer und in seinem eigenen Bett bleiben. Es verläßt sein Bett, und wir müssen es in unser Bett nehmen, aber das ist auf die Dauer kein Zustand. Auch schreit das Kind nachts oft ganz plötzlich auf und weint. Erst wenn wir Licht machen, wird es ruhig." Die Eltern sprechen die Vermutung aus: „Könnte nicht eine böse Macht dahinter stehen? Ist jemand da, der uns schadet?" Ich überlege: Es könnten Wasseradern unter dem Bett des Kindes verlaufen, aber bei der Prüfung fällt diese Möglichkeit weg. Böse Einflüsse müßte ich als letzte Möglichkeit in Betracht ziehen, aber in den 25 Jahren meines Arbeitens bin ich zum Glück noch nie auf einen derartigen Fall gestoßen. – Allzuleicht glauben die Leute an böse Einflüsse und lenken einen falschen Verdacht auf Personen, die ohne Schuld sind. Die Grundhaltung eines Christen darf nicht die Angst vor dem Teufel sein, sondern vertrauende Liebe auf des himmlischen Vaters gütige Hand. – Nun teste ich Rosalias Kopf: ein Bluterguß! Jetzt ist mir die Sache klar. Ich erzähle, was ich vor wenigen Jahren selber erlebt habe: Bei einer Treppe verfehlte ich eine Stufe und stürzte. Kopfweh bekam ich nicht, aber nach wenigen Tagen traten Schlafstörungen ein. Ich erwachte mit schweren Angstgefühlen. Ich konnte mich legen wie ich wollte, es half nichts. Schließlich machte ich Licht und versuchte, bei Licht zu schlafen. Am Abend wehrte sich mein Inneres, zur

Ruhe das Bett aufzusuchen, und nur widerwillig ging ich zu Bett. Ich schlief ein, erwachte aber wieder nach kurzer Zeit. Dieser Zustand besserte sich, als ich den Kopf mit Olivenöl einmassierte.

So gab ich nun den Eltern den Rat, Rosalias Haar kurz zu schneiden und 2 bis 3 Monate lang den Kopf mit Olivenöl und den Nacken mit Kohlblatt zu behandeln. Nach mehreren Monaten kam von den Eltern die Nachricht, ihr Kind schlafe nun friedlich und allein.

Ein weiterer Fall: Wiederum ist ein besorgtes Elternpaar da und bittet um Hilfe. Ihr Kind weine und schreie jede Nacht. Und auch sie vermuten, eine böse Macht plage das Kind. Ich teste. Diesmal trägt nicht der Kopf, sondern das Zentrum X die Schuld. Täglich zweiminütige Massagen von Kreuz und Leisten bringen in kurzer Zeit den ersehnten Erfolg.

Bettnässen

Da das Zentrum X großen Einfluß auf den Zuckerhaushalt hat, helfen Kreuz- und Leistenmassagen bei Bettnässen.

Zusätzlich muß auch 2 bis 3 Monate lang Zuckerdiät gehalten werden. Hin und wieder kann das Bettnässen auch die Folge von Erkältungen sein. Gescheite Mütter verbieten den Kindern Eis und Getränke aus dem Eisschrank. Auch lassen sie die Kinder nicht in leichtester Bekleidung herumgehen. Ich habe vor dem Kircheneingang einen Anschlag ausgehängt: Den Intelligenzgrad und das Fingerspitzengefühl der Mütter sieht man an der Bekleidung der Kinder.

Epileptische Anfälle

Ich möchte noch besonders darauf aufmerksam machen, daß epileptische Anfälle nicht nur vom Kopf ausgehen können, sondern in einzelnen Fällen auch vom Zentrum X ausgelöst werden. Ein typischer Fall ist Edwin. Er litt jahrelang unter schweren epileptischen Anfällen und mußte ständig starke Psychopharmaka einnehmen. Da er einmal einen schweren Unfall erlitten hatte, behandelte er auf meinen Rat hin Kopf und Nakken mit Olivenöl und Kohlblatt. Diese Behandlung verminderte zusehends die Anfälle, aber erst die nachfolgende Behandlung des Zentrums X und das Trinken von Frauentee beschränkten die Anfälle auf ein Minimum.

Daß ich heute auch in solch schweren Fällen helfen kann, kommt nicht von ungefähr. Es war ein weiter Weg vom kleinen Peterli, der nicht schlafen wollte und bei dem ich vor Jahren das erste Mal auf das Zentrum X stieß, bis zu den großen Hilfeleistungen der letzten Jahre. Wenn geheilte Patienten danken kommen, kann ich jeweils nur sagen: „Danken wir Gott, daß er die Ursache der Krankheit hat finden lassen!"

Ausfall der Menstruation

Eine besorgte Mutter scheute die weite Reise ins abgelegene Münstertal nicht und kam mit ihrer 23jährigen Tochter her. Diese litt seit Jahren an schweren Depressionen und hatte jede Lebensfreude verloren. Auch blieb seit 5 Jahren die Monatsregel aus. Die Ärzte waren ratlos und verwiesen die Tochter zur Behandlung in eine psychiatrische Klinik. Das Resultat der Kur war gleich Null, und man entließ die Kranke mit einer Menge von Psychopharmaka.

Ich nahm wie gewohnt einen Gesamttest vor und stellte vor allem ein von einem Sturz herrührendes Blutgerinnsel im Kopf fest. Was in diesem Fall gemacht werden mußte, war klar: Der Kopf mußte mit Olivenöl und der Nacken mit Kohlblatt behandelt werden. Die zweite große Störung fand sich beim Zentrum X. Ich verschrieb also das Massieren von Kreuz und Leisten und das Trinken von Frauentee.

Tags darauf telefoniert mir die Mutter, daß sich die Tochter beharrlich weigere, die Kopfkur zu machen. So wolle auf keinen Fall das Haar schneiden lassen, obwohl sie auch unter starkem Haarausfall leide. Ich erkläre entschieden, daß ich keinen anderen Weg wisse, wenn es zu einer Besserung des Zustandes kommen solle. Wochen und Monate waren vergangen. Da erhalte ich aus der Ostschweiz von Mutter und Tochter einen Brief folgenden Inhalts: „Wir haben uns nun doch zur Durchführung der von Ihnen angeratenen Kur entschlossen – und hier das Ergebnis: Nach sechseinhalb Wochen waren die Depressionen verschwunden und nach dreieinhalb Monaten setzten auch die Monatsblutungen wieder ein." Ein zeitweiliger Rückschlag trat ein, als sich die Tochter bei einem Ferienaufenthalt in Spanien starker Sonnenbestrahlung aussetzte – wenn die Leute es nur begreifen wollten, wie gefährlich sich für die Kopf- und Rückennerven das stundenlange Liegen in der prallen Sonne auswirkt! Ein volles Jahr war auch die Menstruation bei einer deutschen Studentin ausgefallen. Die Behandlung des Zentrums X und das regelmäßige Trinken von Frauentee brachten die ersehnte Hilfe. Die Eltern dieser Tochter schrieben mir nachher: „Das Ganze kommt uns wie ein Wunder vor!" Nun, ein Wunder war's nicht! Wohl aber ist es ein Hinweis mehr, welche Möglichkeiten eine gebührende Beachtung und folgerichtige Behandlung des Zentrums X in sich birgt.

Krampfadern

Frau Lina ist eine von schweren Krampfadern geplagte Hausfrau. Ein Bein ist vollständig offen und näßt stark, das andere Bein ist ebenso dick geschwollen und trägt eine offene Wunde. Alles Baden und Salben hilft nicht. Frau Lina muß sich für Wochen ins Bett legen und die offenen Wunden pflegen.

Ich stelle eine schwere Störung im Zentrum X fest und dadurch hervorgerufen auch eine Störung des Zuckerhaushaltes. Der Arzt kann aber keinen Diabetes feststellen. Er empfiehlt Frau Lina eine Fastenkur, damit sich ihr Übergewicht vermindere. – Ich rate zur Behandlung von Kreuz und Leisten mit Olivenöl, zu vorläufiger Zuckerdiät und zum Trinken von 3 Tassen Frauentee am Tag. Und siehe da: Nach Wochen schwellen die Beine ab, die Wunden schließen sich, und Frau Lina besorgt wieder ungehindert den Haushalt. Diese Kur, vor allem die Kreuz- und Leistenmassage und den Frauentee, möchte ich allen von Krampfadern geplagten Frauen sehr ans Herz legen. Es gilt auch hier: Nicht nur das kranke Organ, sondern den ganzen Leib kurieren! Ich muß wohl nicht besonders darauf hinweisen, wie wohltätig sich in dieser Hinsicht täglich warme Fußbäder (z. B. mit Salzwasser oder einem Kräuterbadezusatz) auswirken.

Beinamputation

Ich habe es einmal erlebt, daß einem 15jährigen Jungen ein Bein abgenommen wurde. Die Ärzte bestanden darauf, es sei Krebs. Durch Bekannte erhielt ich Kenntnis davon. Ich testete, fand aber nicht Krebs, sondern ein brandgefährdetes, absterbendes Bein. Woher dies wohl kam? Ich stellte, herrührend vom Zentrum X, eine schwere Zuckerstörung fest. Vergeblich mühte ich mich um Aufschub der Amputation, um das kranke Bein zu retten. Der Junge muß nun zeit seines Lebens eine Prothese tragen.

Einem 60jährigen Bekannten drohte das gleiche Schicksal. Hier hatte ich mehr Glück. Eine schwere Unterleibsinfektion verursachte eine starke Zuckerstörung, die den Fuß gefährdete. Kohlblattauflagen und Olivenölmassagen auf Hüfte und Fuß retteten die Lage. Nach drei Monaten war und blieb der Fuß gerettet.

Psychologische Heilungen

Ob ich auch psychologisch heile? Ich bin mir voll bewußt, wie eng der Zusammenhang zwischen seelischem Erleben und einer Krankheit sein kann. Ich bin kein Psychiater, aber als Geistlicher weiß ich, wie ein aufrichtiges Bekenntnis der vollen, ungeschminkten Wahrheit freimacht und welches Aufatmen ein solches Bekenntnis bringen kann. Ich überlasse lange Aussprachen mit Patienten dem Psychiater und wende mich dem kranken Organ zu, denn normalerweise muß dieses auch behandelt werden. Einen einzigen Fall habe ich erlebt, in dem eine Heilung auf psychologischer Grundlage erfolgte. Ein Mann fragte mich wegen eines unangenehmen Leidens um Rat. Er hatte es noch keinem Arzt anzuvertrauen gewagt und lebte in ständiger Angst. Ich ging auf die Sache ein und gab anhand von Tests eine Anweisung. Am anderen Morgen in aller Frühe erhielt ich einen Telefonanruf: „Herr Pater, ich bin geheilt, ein Wunder!" Ich berichtigte: „Es ist kein Wunder, sondern durch die offene Aussprache hat sich der jahrelang gestaute Krampf gelöst!"

Bei der heutigen Krebs- und Tumorangst ist die Beseitigung aller unnötigen Furcht wichtig. Oftmals atmen die Patienten nach der Aussprache auf und sagen: „Es ist also nicht Krebs, nun fühle ich mich schon fast gesund." – Warum den Leuten immer Angst einjagen und das Schrecklichste vormalen? Wenn es so weitergeht, sind wir bald ein Heer von Psychopathen.

Wunder?

Immer wieder muß ich es erleben, daß meiner Heilweise Wundercharakter zugesprochen wird. Doch gegen eine solche Ansicht muß ich mich mit allen Kräften wehren. Um Wunderheilungen handelt es sich da, wo die Heilung augenblicklich, durchgreifend und bleibend erfolgt, und zwar auf Anruf Gottes und der Heiligen, besonders der hl. Gottesmutter Maria.

Meine Heilweise hat damit nichts zu tun. Wohl bete ich, wie jeder Christ es vor seiner Arbeit tun sollte, aber die Arbeit des Pendelns erfolgt auf völlig rationaler Grundlage. Auch der Patient muß das Seine beitragen, muß oft wochen- oder monatelang kuren und darf die Geduld nicht verlieren.

Was ist da Wunderbares daran? Bei einem wirklichen Wunder geschieht ein Eingreifen Gottes über die natürlichen Gegebenheiten hinaus. Das Wunder wird zur Offenbarung des Schöpfer-Gottes, der da sprach – und es ward. Die 4 heiligen Evangelien erzählen von unzähligen Wundern, die der menschgewordene Sohn Gottes in seinen Erdentagen zur Beglaubigung seiner Sendung gewirkt hatte. Und wir müssen diese so wunderbaren Berichte mit derselben Ergriffenheit hören und lesen, wie sie von den Augenzeugen einst erlebt, im Gedächtnis behalten und niedergeschrieben worden sind und wie sie uns die Kirche durch die Jahrhunderte unverfälscht und in ihrer ursprünglichen Leuchtkraft überliefert hat. Die Pendeldiagnose ist weder übernatürlich, noch dämonisch, noch magisch, sie gehört vollständig der natürlichen Ordnung zu.

V. AM TELEFON

Seit 6 Jahren halte ich zweimal in der Woche von 15 bis 17 Uhr Telefonstunde. Meine vielen Bekannten waren freilich von dieser Lösung nicht entzückt, mußten aber die Notwendigkeit meines Vorgehens einsehen, denn zu jeder Tagesstunde, ja sogar am späten Abend, nachts und während der Essens- und Ruhezeit waren Telefonanrufe gekommen.

Übrigens kann man natürlich auch am Telefon pendeln, aber mit Ausnahme von einfachen Fällen halte ich mich immer zurück. Das hat mich die Erfahrung gelehrt. Die Möglichkeit von Mißverständnissen am Telefon ist groß, und die telefonische Beratung ist mühsam und anstrengend. Oftmals kann ich freilich am Telefon lustige, aber auch zum Nachdenken anregende Dinge erleben: Das Telefon läutet. Ich nehme den Hörer ab, nenne meinen Namen und frage: „Was wünschen Sie?" Eine Frauenstimme läßt sich vernehmen: „Bitte sagen Sie etwas!" „Was soll ich sagen?" „Irgend etwas." „Aber warum?" Von drüben die Frauenstimme: „Wenn ich nur Ihre Stimme höre, werde ich gesund."

Eine befehlerische Männerstimme läßt sich hören: „Pater, wir haben für unser Geschäft eine entscheidende Umstellung vor. Pendeln Sie, in welcher Richtung wir zukünftig weitergehen sollen!" Ich werde ernst: „Unsere Zukunft liegt ganz in Gottes Hand. Es wäre Vermessenheit, in Gottes geheime Absichten eindringen und mehr wissen zu wollen, als Gott uns zugesteht. Beten wir zur Mutter vom guten Rat, daß alles nach Gottes Wohlgefallen zu unserem Besten geschehe." Dasselbe muß ich auch immer jenen horoskopsüchtigen Menschen sagen, die ihre Zukunft aus dem Stand der Sterne erfahren wollen, statt sich vertrauensvoll Gottes gütiger Vaterhand zu übergeben.

Manchmal mußte ich auch lachen: Da ruft mich ein älteres, alleinstehendes Fräulein an: „Herr Pater, um Himmels willen, was soll ich machen? Ich gab meinem Büsi regelmäßig die Pille. Diesmal habe ich es vergessen, und jetzt bringt es 2 Junge!"

VI. AM SCHREIBTISCH

Täglich kommt eine Anzahl von Briefen, in denen sich Patienten an mich wenden. Oft sind es Briefe, die einen Besuchstermin erbitten, manchmal sind es auch Leute, die einen Ferntest wünschen. Auskünfte betreffs Besuchstermine gibt eine Schwester nach meinen Angaben. Für Ferntests erledigt die Schwester die Korrespondenz und sendet den Großteil der Anfragen an den Absender zurück. Ich bin immer weniger imstande, Ferntests zu machen; es fehlt mir einfach die Zeit. Übrigens sind Ferntests sehr mühsam und viel ermüdender als Tests bei Ratsuchenden, die persönlich herkommen. Mehr als 4 Ferntests an einem Vormittag vermag ich nicht zu leisten, während ich innerhalb dieser Zeit leicht 12 Tests in Anwesenheit der Patienten bewältige. Ich muß mit den Patienten ins persönliche Gespräch kommen, dann kann ich erst die treffende Diagnose stellen. Auch faßt der Patient bei einer persönlichen Konsultation viel mehr Vertrauen als bei einer Ferndiagnose. Ich weiß wohl, daß wegen der Abweisung der Ferntests die Bittsteller oft unzufrieden und enttäuscht sind, aber irgendwo sind für mich die Grenzen des Möglichen gesetzt. Viele Leute machen es sich auch allzu bequem. Sie schreiben und fragen wegen jeder Kleinigkeit, bei der sie meine Schriften leicht befragen könnten (z. B. wegen einer Erkältung oder Rheuma). Im allgemeinen führe ich also Ferntests nicht mehr durch: Die Patienten müssen selber herkommen, und ohne rechtzeitige Voranmeldung besteht keine Möglichkeit zu einer Konsultation.

VII. ENTTÄUSCHUNGEN

So schön ist es, wenn ein Patient für die erfahrene Hilfe dankt, so schmerzlich ist es auch, wenn die erwartete Heilung ausbleibt und Kranke vergeblich hoffen. Mag sein, daß das Pendel versagte, mag sein, daß eine Krankheit zu weit fortgeschritten war und daß ich, trotz meiner Erwartung, nicht weiterkam. Ich bewahre die aufgesetzten Rapporte auf. Von Zeit zu Zeit kommt eine Todesanzeige, und der Rapport des Verstorbenen kommt in ein eigenes Fach. Ich erinnere mich dabei lebhaft an die 19jährige Studentin, die infolge Zuckermangels an schwerem Asthma litt und an einem Asthmaanfall starb. – Der kleine Ludwig, von dem ich in „Raten und Retten" schrieb, war nicht zu retten und starb an der schweren Infektion. – Ein Kleinkind verschied an einer Bruchoperation, obgleich ich davon abgeraten und zu Olivenölmassagen geraten hatte. – Ein 11jähriger Bub aus Österreich hatte wegen der Anfälle zur Ableitung des Gehirnwassers ein Röhrlein eingesetzt bekommen. Zusätzliche Auflagen von Kohlblatt und Massagen mit Olivenöl taten dem Kind sehr gut. Er schien von seiner Epilepsie geheilt. Bei einer Kontrolle stellten die Ärzte fest, daß das Röhrchen mit dem Gehirn verwachsen war, operierten, und das Kind mußte sterben. – Bei einem guten Freund konnte ich die Erblindung nicht verhindern. Wahrscheinlich hatte die auslösende Zuckerstörung schon zu weite Fortschritte gemacht. – Soll man dies auch Mißerfolg nennen, wenn ich bei einer Krebskranken ein Letztes versuchte und der Zerfall doch nicht aufzuhalten war? Oder erkannte ich zu spät, daß ein Gewächs bösartig war? – Am traurigsten stimmte mich jener Zimmermann aus Nordtirol, der an Muskelschwund litt und zur Arbeit nicht mehr fähig war. Ich brachte ihn soweit, daß er wieder halbtags arbeiten konnte. Dann packte ihn die Grippe, und wir standen wieder am Anfang. Ich machte dem Manne Mut, erfuhr aber 3 Monate nichts mehr von ihm. Dann kam ein schwarzumrandeter Brief, worin seine Frau mitteilte, Verwandte hätten ihren Mann gedrängt, zu den Geistheilern auf die Philippinen zu gehen, und dort sei er während der Behandlung verschieden.

VIII. NACHWORT

So gingen viel Freud und viel Leid an mir vorbei. Ob ich mit meinem Leben zufrieden bin und ob es mir Erfüllung brachte? Zweimal befand ich mich in einer Krise: das erste Mal, als ich mit 39 Jahren aus meiner schulischen und seelsorgerischen Tätigkeit, an der ich sehr hing, in ein Seitental des Bündner Oberlandes versetzt wurde in ein Benefizium mit 50 Seelen, verbunden mit einer Pfarrei von 200 Seelen. Dort wollte mich der Gedanke an ein verfehltes Leben nicht loslassen. – Die zweite große Krise betraf meine Berufung nach dem fernab gelegenen Münstertal, und es schien mir eine noch größere Verbannung. Doch Gott hat alles zum Besten geleitet. Im Lugnezertal lernte ich den Umgang mit Kranken und das Pendeln, in Müstair wurde dies zu einer umfangreichen Tätigkeit.

Das übrige und das größte zum Glücklichsein ist die Gnade des Ordens- und Priesterberufes. Vergessen wir nicht, Gott von Herzen dankbar zu sein für ein sinnerfülltes Leben!

IX. ZUM SCHLUSS

Unser Leben: So manches konnten wir in diesen drei bescheidenen Schriften finden, was zur Gesunderhaltung und zur Wiedergesundung unseres Leibes, des Werkzeugs unserer Seele, getan werden soll. Wir sind uns dabei bewußt, daß der Leib, solange uns Gott das Leben gibt, nach Möglichkeit gesund und leistungsfähig erhalten werden muß. Denn es ist ausdrücklich der Auftrag Gottes, daß wir uns, jeder in seinem Beruf und in seiner Weise, betend und arbeitend für den Dienst vor Gott und für die Mitmenschen einsetzen. Gleichgültig welchen Beruf wir erwählt haben und ausüben: Unser Leben – einmalig und unwiederholbar wie es ist – muß ein Meisterstück werden. Wie wir dabei bei der Beurteilung durch unsere Mitmenschen dastehen, soll uns keinen Kummer bereiten – auf das Urteil der Menschen ist letztlich ohnehin kein Verlaß. Entscheidend ist die Beurteilung durch Gott.

Unserem Menschsein sind in mancher Hinsicht Grenzen gesetzt, auch zeitlich. Wenn die Zahl unserer Erdentage erfüllt ist, dann scheidet unsere unsterbliche Seele vom sterblichen Leib. Der Leib kehrt zur Erde zurück, von der er genommen ist; die Seele hat sich dem göttlichen Richter zu stellen, um aus seiner Hand wie verdient Lohn oder Strafe zu empfangen, wie eben unser Leben als ein geratenes oder mißratenes Werk dasteht. Wenn sich ein Leben zum Meisterstück abrundet und dem Ende zuneigt, muß noch eine letzte, die entscheidende Meisterprüfung abgelegt werden, und das ist unser Sterben.

Es mag zunächst seltsam erscheinen, daß unser Sterben eine Leistung, dazu noch unsere größte sein soll. Und doch ist es so. Freilich wird dies nur aus der Sicht des Glaubens erkennbar. Zwar steht ein Heldentod, wie etwa der des Makkabäers oder eines Winkelried, als eine wunderbare Leistung da. Sonst aber erscheint der Mensch in seinem Sterben nicht als ein Held. Was Heldenhaftes zeigt sich beim Zusammensinken eines vom Schlag getroffenen, was beim qualvollen Verscheiden eines hoffnungslos Kranken? So war es auch beim Sterben unseres Heilandes und Erlösers; in den Augen der Heiden eine Torheit, in den Augen der Juden eine Schmach. Und doch war es die größte Leistung, die je auf Erden geschah. So betete Jesus auf sein Leiden und Sterben hin: „Vater *verherrliche* deinen Sohn!"

Und stand etwa der Kreuzestod des heiligen Petrus als etwas Großes da? Nach der Auferstehung sagt ihm Jesus den Kreuzestod voraus. Dazu bemerkt der heilige Johannes sinngemäß mit den Worten an Petrus: „Als du noch jung warst, hast du dich selbst gegürtet und konntest gehen, wohin du wolltest. Wenn du aber alt geworden bist, wirst du deine Hände ausstrecken, und ein anderer wird dich gürten und dich führen, wohin du nicht willst" deutete Jesus an, auf welche Weise er Gott *verherrlichen* werde.

Kostbar ist in den Augen Gottes der Tod seiner Heiligen, nicht nur der Blutzeugen, nicht nur der heldenhaften Bekenner, sondern einer jeden gottliebenden Seele, denn ihr Sterben in Christus ist ihr letztes großes Meisterstück.

Unser Sterben umfaßt nicht nur den eigentlichen Augenblick des Abscheidens selbst, sondern alles, was mit ihm in Zusammenhang steht. Es umfaßt unsere ganze innere Haltung diesem Augenblick gegenüber. Todesahnungen bereiten auf den Abschied, wohl auch auf den plötzlichen, vor. – Den kranken und alternden Menschen wird oft recht schmerzlich bewußt, daß alles, Gaben des Leibes und des Geistes, „Leihgut" war und daß Gott jetzt Stück um Stück zurückverlangt. Hier gehört es zum Meisterstück, daß wir zum Hingeben bis zum Letzten bereit sind und unsere Gesinnung mit der unseres Erlösers am Kreuz vereinen, daß alles einfließe in sein großes, die Menschheit erlösendes Leiden und Sterben. Dann hatte unser Erdenleben Sinn. Wir haben die Prüfung bestanden, nun wartet auf uns als Krone die ewige Freude des Herrn, daß in allem, in unserem Leben und Sterben und Auferstehen zum ewigen Leben, Gott verherrlicht werde.